# Relatos de Ayahuasca
## Un Viaje Hacia el Alma

## Coautoría

Juan Osuna | Carlos Barrios | Alejandro Díaz

Carmelo Valladares | Ernesto Chazari | Sandra Bacon | Adrián Cruz

Francisco Peralta | Ricardo Ochoa | Rene Arístides Landaverde Campos

Moisés Ríos Peña | Claudia Ponce Serratos | César Aldana López

Jesús Cruz | Dunia Morales

Primera edición: 2024

Portada, diseño y edición y publicaión por: **Legado Latino Editorial**

# AGRADECIMIENTOS

Queremos expresar nuestro más sincero agradecimiento a todas las personas que han hecho posible la creación de este libro, Relatos de Ayahuasca: Un Viaje Hacia el Alma. Este proyecto no habría sido posible sin la valiosa contribución de cada uno de nosotros los coautores, quienes compartimos nuestras experiencias y tuvimos la valentía y el amor de narrar nuestros relatos más profundos.

A nuestras familias, por su amor incondicional y su apoyo constante, que nos ha dado la fortaleza para emprender este viaje de sanación y autodescubrimiento. Gracias por entender el proceso, por estar a nuestro lado en cada paso y por alentarnos a seguir adelante, incluso en los momentos más difíciles.

A nuestros guías espirituales y facilitadores de ceremonias de ayahuasca, quienes, con su sabiduría y compasión, nos han acompañado en este proceso profundo de conexión con el alma. Su dedicación, conocimiento y respeto hacia la medicina ancestral nos han permitido explorar nuevas dimensiones del ser.

A nuestros amigos y lectores, que nos han inspirado con sus historias, sus preguntas y su constante interés en aprender y sanar. Gracias por compartir este viaje con nosotros y por confiar en que nuestras experiencias pueden ser una guía para otros en su propio camino hacia el autoconocimiento.

Finalmente, agradecemos a los espíritus de la ayahuasca, por abrirnos la puerta hacia una comprensión más profunda de nosotros mismos y de la vida. Este libro es, en última instancia, un testimonio de la conexión espiritual y la transformación que todos podemos experimentar si estamos dispuestos a caminar hacia lo desconocido con el corazón abierto.

Con gratitud,
*Hermanos de luz*

# DEDICATORIA

Este libro está dedicado a todos aquellos que, en su búsqueda de la verdad y la sanación, se atreven a mirar hacia adentro, enfrentando sus miedos, dudas y sombras. A los valientes que han compartido sus relatos con nosotros, permitiendo que sus experiencias se conviertan en una luz para otros en su propio viaje hacia el alma.

A nuestras familias, por su apoyo inquebrantable y su amor, que nos ha dado la fortaleza necesaria para emprender esta aventura de autodescubrimiento. A aquellos que creen en el poder de la conexión espiritual y la medicina ancestral, y a todos los que buscan la transformación a través del entendimiento profundo del ser.

Este libro es para todos los seres que han pasado por ceremonias de ayahuasca, cuyas vidas se han tocado y transformado por esta medicina sagrada, y para aquellos que están a punto de comenzar su propio viaje hacia el alma. Que nuestras historias sirvan como un puente, un recordatorio de que la sanación está al alcance de quienes están dispuestos a abrir su corazón y mente a nuevas posibilidades.

Con amor y gratitud,
*Hermanos de Luz*

# INTRODUCCIÓN

Relatos de Ayahuasca: Un Viaje Hacia el Alma es un testimonio colectivo de transformación, sanación y despertar. Este libro nace con la intención de compartir las poderosas experiencias que los coautores hemos vivido, con la esperanza de ser una inspiración para aquellos que buscan respuestas o se sienten llamados por el misterio y el poder de las medicinas ancestrales como la ayahuasca, el bufo y el kambó.

Cada uno de nosotros ha sido tocado profundamente por estas prácticas sagradas, y nos hemos reunido para narrar nuestras vivencias desde un lugar de apertura, vulnerabilidad y respeto. Sabemos que estas experiencias no son fáciles de describir con palabras, pero creemos que compartirlas es una manera de ofrecer una guía, de iluminar el camino para aquellos que sienten la necesidad de embarcarse en un viaje similar.

Es importante aclarar que las medicinas ancestrales, como la ayahuasca, el bufo y el kambo, son poderosas herramientas de sanación y conexión, pero también requieren un profundo respeto y preparación. Cada una de estas medicinas ofrece un acceso único a la sabiduría ancestral, y cada experiencia es un viaje profundamente personal. Es fundamental ser responsable al elegir con quién y en qué condiciones vivir esta experiencia. Nosotros compartimos nuestras historias en el contexto de haber estado acompañados por una chamana de nuestra confianza, con la cual todos coincidimos en la misma ceremonia. Este entorno de respeto y seguridad fue clave para que nuestras experiencias fueran transformadoras y profundamente sanadoras.

A través de estas páginas, buscamos ofrecer una ventana a lo que fue nuestro encuentro con estas tres medicinas ancestrales. Queremos que este libro sirva como una fuente de información para aquellos que tienen preguntas sobre estas prácticas y la forma en que pueden impactar sus vidas. También esperamos que, al compartir nuestras historias de despertar individual, puedas tomar tus propias decisiones informadas y entender más claramente el llamado de la abuela ayahuasca, si es que ya ha llegado a ti.

Recuerda que cada viaje es único, y el propósito de este libro no es influenciar tu camino, sino ofrecerte un testimonio honesto y abierto sobre lo que hemos vivido, con la esperanza de que encuentres tu propia verdad. Que este relato te inspire a explorar, a sanar y a conectar contigo mismo en un nivel más profundo, siempre desde el respeto y la responsabilidad.

Con gratitud y amor,

*Hermanos de Luz*

# TABLA DE CONTENIDOS

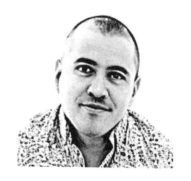

# CAPÍTULO 1
## ABRIENDO EL CORAZÓN CON LA AYAHUASCA

### *El Testimonio de Juan Osuna*

Durante mucho tiempo, he intentado trabajar en mí mismo. Mi vida estuvo marcada por momentos en los que reaccionaba evadiendo las situaciones, aunque siempre tuve el deseo genuino de ser una buena persona. Desde niño, soñaba con ayudar a otros, pero mi timidez me frenaba de abrirme por completo. Sin embargo, eso no me detuvo de avanzar. Tengo varios negocios de remesas e impuestos en diferentes ciudades como Corona, Riverside y Ontario. Mi objetivo es seguir creciendo y expandirme para ayudar a más personas.

# El Llamado de la Ayahuasca

Hace unos cuatro años vi un video que hablaba sobre la ayahuasca y cómo esta medicina ancestral podía abrir la mente y otorgar sabiduría. Me intrigó, pero no fue hasta que empecé a escuchar más sobre ella que decidí intentarlo. Hasta ahora, he participado en cinco ceremonias.

Antes, era muy controlador, quería que todo se hiciera a mi manera. Con el tiempo y las experiencias, aprendí que hay muchas formas de llegar de un punto A, a un punto B, y no todo tiene que ser como yo lo imaginaba. Desde la primera ceremonia, la ayahuasca cumplió mis expectativas. En ese viaje, le hacía preguntas a Dios, y Él me respondía. Estábamos en un grupo de más de 50 personas, y en un momento Dios me dijo: "Te voy a mostrar el mundo desde mis ojos".

Cuando veía a alguien llorando, sentía su dolor como propio, y cuando veía a alguien feliz, esa felicidad me llenaba también. Fue una lección de empatía. Aprendí a sentir lo que otros sienten y a conectarme con ellos desde el amor. En una de las tomas posteriores, empecé a descubrir las máscaras que había estado usando durante años, esas facetas que mostramos al mundo para protegernos o encajar.

# El Poder del Cambo y el Bufo

También tuve la experiencia de probar el cambo y el bufo. El cambo fue un desafío físico: me sentí muy caliente e hinchado, pero sabía que era parte del proceso curativo. Mi cuerpo se relajó, y pude sentirme más ligero. Fue fascinante observar el aura de los árboles, algo que nunca había experimentado. Sabía que el cambo tenía beneficios para la salud, y quise vivirlo por completo, siempre buscando maneras de cuidarme.

Con el bufo, la experiencia fue profundamente espiritual. Me di cuenta de que todos somos uno, moléculas conectadas en Dios. Comprendí que, si dañamos a alguien, nos estamos dañando a nosotros mismos. El mensaje era claro: respetar y amar a cada persona como una extensión de nosotros mismos.

## Lecciones de Sabiduría y Sanación

En esta última ceremonia, después de la primera toma, me dormí profundamente. Para la segunda toma, me despertaron. Fue ahí cuando aprendí la diferencia entre inteligencia y sabiduría. La sabiduría, me dijeron, no juzga, no daña y no roba. Me di cuenta de que muchas personas sanaban con la medicina y el amor colectivo. Antes, los juzgaba cuando bailaban o hacían ruidos extraños durante el proceso, pero luego entendí que era su forma de sanar.

En un momento de mi experiencia, vi algo parecido a una tableta. Yo era el punto central en esa visión, y tenía el poder de dibujar lo que quisiera. Lo más maravilloso fue darme cuenta de que yo era ese punto, porque eso es lo realmente importante. No importa lo que dibujes, lo que importa es que tú eres el dibujante, el creador de tu realidad.

Es como un castillo de arena: el cuerpo y todo lo físico, al final, se desvanece, desaparece con el tiempo, pero lo que perdura es el ser que lo creó, el espíritu que dio forma a todo. Lo que realmente importa no es la forma en sí, sino cómo te tratas a ti mismo y cómo te relacionas con los demás, porque ahí reside la verdadera esencia de nuestra existencia.

Dios me dio una tarea especial en esa ceremonia: reconocer a las personas sanadoras en mi grupo y decirles que tenían ese don. Sentí una convicción tan fuerte de transmitirles este mensaje que no podía ignorarlo. Cada uno estaba ahí para sanar, y yo también lo estaba haciendo.

## Una Lección sobre el Amor y el Desapego

En mi tercera experiencia, Dios me hizo una pregunta que cambió mi perspectiva para siempre. Me preguntó: "¿De quién es Carol?" (mi hija). Respondí: "Es mía". Pero Él me corrigió: "No, ella no es tuya, es mía. Si quisiera llevármela ahora mismo, lo haría. Quiero que entiendas que todo lo que hay en el mundo es mío".

Esa lección me ayudó a soltar, a vivir con más ligereza y a valorar lo realmente es importante: el espíritu y el alma. Entendí que nada ni nadie nos pertenece, que estamos aquí para cuidar y amar, pero no para poseer.

## Un Mensaje de Amor y Unión

Mi mensaje para ti es de unión y de amor. Te invito a abrir tu corazón, a aprender que siempre hay algo más allá de lo que conocemos. No existe una verdad absoluta, y la ayahuasca puede ser la llave para descubrir lo que necesitas cambiar en tu vida. Si estás leyendo este testimonio, tal vez la abuela ayahuasca ya te esté llamando.

No tengas miedo de escuchar su llamado. Ella no te mostrará lo que quieres, sino lo que necesitas ver para crecer. A veces, te enfrentará a lo más oscuro de ti mismo, pero desde el amor, para que puedas sanarlo. Mi consejo es que escuches tu corazón y que te abras a esta experiencia transformadora, si así lo elijes.

La ayahuasca me ha mostrado que la verdadera sabiduría está en conectar con el amor, en dejar de juzgar y en abrazar la humanidad de cada persona. Si estás listo para cambiar, para sanar y para vivir desde el amor, este puede ser el inicio de tu viaje.

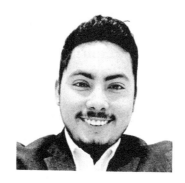

# CAPÍTULO 2
## AYAHUASCA: UN VIAJE AL ALMA

*Testimonio de Carlos Barrios*

Hace dos años, por primera vez, escuché el nombre de "Ayahuasca". Como cualquier adolescente, tenía cierto conocimiento sobre la marihuana y pensaba que no quería consumir drogas. Sin embargo, una persona me dijo: "Llévate este nombre, porque a partir de hoy, la Ayahuasca estará en tu vida." En ese momento, sentí que no necesitaba mucho más en mi vida, pero esta persona insistió: "Seguramente tienes algo que sanar."

No entendía del todo lo que me quería decir. En ese entonces, yo tenía grandes mentores como Bob Proctor y Jim Ron, quienes siempre decían que el éxito no se trata únicamente de llegar a un lugar, sino de en quién te conviertes en el proceso, trabajando cuerpo, mente y espíritu. Soy una persona analítica, y cuando investigué más sobre la Ayahuasca, aprendí que es la combinación de dos plantas que, por separado, no hacen nada extraordinario, pero juntas te abren puertas hacia un nivel más profundo de conciencia.

## El Llamado de la Ayahuasca

Hace dos años decidí ignorar esta invitación. Pensé que no era algo necesario en mi vida y continué aprendiendo de mis mentores. Sin embargo, de alguna manera, la Ayahuasca regresó a mí. Fue a través de un amigo en California, una persona a quien admiro profundamente por su éxito financiero. Él me dijo: "Carlos, tú puedes avanzar mucho más, pero necesitas sanar primero."

Escuché el consejo de mi amigo, quien había estado casado por más de 32 años. Cuando su esposa falleció, cayó en una profunda depresión, un verdadero agujero negro del que parecía imposible salir. Sin embargo, vi cómo la ayahuasca lo ayudó a encontrar luz en medio de la oscuridad y a sanar su corazón, algo que no es fácil de lograr en una situación tan devastadora. Esto despertó aún más mi curiosidad y me hizo pensar: "Sí, creo que yo también lo necesito".

Él me compartió también que, antes de alcanzar sus metas financieras, tuvo que trabajar en su alma y espíritu. Me explicó que habría un evento en Chicago relacionado con la Ayahuasca. No lo pensé dos veces, pagué mi participación y me dispuse a asistir. Aunque no sabía exactamente qué esperar, sentí que estaba listo para un cambio. Mi amigo me había dicho algo muy importante: "Cuando estás preparado para un cambio, algo en tu vida aparecerá para llevarte a donde necesitas estar, bien dice el dicho, "cuando el alumno está listo, el maestro aparece."

Esto me hizo reflexionar. Si deseas ganar un millón de dólares al mes, debes actuar como una persona que ya gana esa cantidad. Así es como, poco a poco, lo que deseas comienza a manifestarse.

## Preparación para la Ayahuasca

Esta experiencia no es algo que debas tomar a la ligera. Muchas personas piensan que la Ayahuasca es brujería o drogas, pero en realidad, es una herramienta ancestral que puede llevarte a un profundo encuentro contigo mismo. Si estás leyendo esto y sientes que es tu momento, te animo a que sigas adelante, pero asegúrate de encontrar un guía certificado y preparado.

Nosotros nos preparamos 15 días antes de la ceremonia y 15 días después. Durante este tiempo de preparación, se nos pidió evitar el alcohol, cigarro, drogas, carnes rojas, cerdo, café, azúcares y grasas. La dieta era casi vegetariana, con alimentos simples y ligeros. Al principio, estas restricciones parecían exageradas, pero luego entendí su propósito: purificar el cuerpo y la mente para recibir las enseñanzas de la medicina.

Nos recomendaron caminar descalzos en la naturaleza, abrazar árboles y establecer una intención clara. Algunos iban para sanar heridas, otros para conectar con un ser querido o encontrar paz interior. También nos pidieron abstenernos de relaciones íntimas, ya que las energías se intercambian y pueden interferir con la experiencia.

## La Importancia de la Intención

La preparación física y emocional es fundamental, pero igual de importante es la intención con la que llegas. Durante nuestra primera reunión, compartimos nuestras intenciones: paz interior, sanación o claridad. Este proceso nos ayudó a conectar con nosotros mismos y con el grupo.

Esas dos semanas de preparación me cambiaron. Sentí que mi energía mejoraba y que cosas buenas comenzaban a suceder.

Por ejemplo, durante ese tiempo, una tormenta derribó un árbol en mi casa. Aunque parecía algo negativo, el seguro me pagó $34,000 dólares por los daños, cuando yo solo gasté $8,000 en reparaciones. Este evento me hizo reflexionar: "No hay mal que por bien no venga."

## El Poder Transformador de la Ayahuasca

El día de la ceremonia llegó. El ambiente era de expectativa y nerviosismo, pero también de conexión y gratitud. Nos reunimos por la noche, cada uno con una intención clara en el corazón. Tomar la Ayahuasca no es solo beber la medicina; es abrirse a lo que hay dentro de ti.

### La ceremonia incluyó tres elementos:

1. Kambó: Un ritual que ayuda a purificar el cuerpo a través del sudor, vómito o diarrea, expulsando toxinas físicas y emocionales.

2. Ayahuasca: La medicina que abre la mente y te permite explorar tu interior.

3. Bufo: Una experiencia de conexión con la energía crística, donde te sientes uno con la naturaleza y el universo.

Con el Kambó, experimenté una limpieza profunda. Lo hicimos en la mañana temprano después de haber quemado las máscaras la noche anterior. Vi a personas que mejoraron físicamente, como un hombre con problemas de próstata que después orinaba sin dificultad. La Ayahuasca, por su parte, me permitió enfrentar cosas que no quería ver, pero también elegir lo que deseaba sanar. Durante la ceremonia, sentí que todo mi ser se transformaba.

Esta experiencia me enseñó que debemos estar en paz para alcanzar el éxito verdadero. No puedes prosperar en un lugar desordenado, ya sea externa o internamente. La Ayahuasca me mostró que la vida tiene un propósito y que el cambio empieza desde adentro.

Si estás considerando vivir una experiencia así, recuerda prepararte bien, confiar en el proceso y llegar con una intención clara. Lo que descubras puede cambiarte para siempre, llevándote más cerca de la vida que realmente deseas.

Comparten que, si no te preparas adecuadamente, tu experiencia con la ayahuasca no será igual. Yo mismo lo comprobé. Durante el proceso de preparación, comencé a sentir una energía renovada, y cosas buenas empezaron a suceder con mayor frecuencia.

Sin embargo, también enfrenté algunos retos. Antes de mi vuelo hacia Chicago, donde tendría mi primera ceremonia, llamé a la aerolínea para confirmar mi reservación y me dijeron que no habían registrado mi boleto. Imagínate mi sorpresa: vivo en Washington State y debía cruzar el país para llegar al evento. Terminé comprando un boleto de última hora que me costó $400 en lugar de los $120 originales, y además tuve una escala de 8 horas en Denver. Aunque fue un inconveniente, este contratiempo me dejó una enseñanza poderosa: la vida es frágil, y necesitamos apoyarnos mutuamente y ser fuertes en el proceso.

La experiencia completa abarca tres días. Llegamos el viernes a las 4 de la tarde, y esa noche nos reunimos para conocernos, compartir nuestras intenciones y empezar a conectar con el propósito de la ceremonia. Este primer encuentro es crucial porque establece el tono del proceso. Algunos buscan paz interior, otros desean sanar viejas heridas emocionales o conectar con un ser querido. Lo importante es establecer una intención clara para el trabajo que vamos a realizar.

El viernes por la noche realizamos un ejercicio especial llamado "quemar las máscaras". Este ritual consiste en identificar las máscaras que hemos usado a lo largo de nuestra vida para ocultar nuestras heridas. Por ejemplo, una mujer que demanda demasiada atención de su esposo puede estar reflejando la falta de atención que experimentó en su infancia. Otros llevan la máscara del "niño que necesita reconocimiento" porque de pequeños los hacían callar constantemente. Estas vivencias de la niñez se reflejan en nuestra vida adulta.

Una de las máscaras más comunes es la de no parecer tonto. Muchas personas la desarrollan porque alguien les dijo alguna vez que eran "tontos", y pasan la vida intentando demostrar lo contrario. Durante el ejercicio, reconocemos estas máscaras, las soltamos y dejamos atrás los juicios que las sostienen. Este proceso nos permite trascender el ego y entrar en un estado de mayor apertura.

Este es un momento en el que comienzas a darte cuenta de cómo opera tu mente y cómo, a menudo, el ego puede ser un obstáculo. Es un proceso muy hermoso que te lleva a un nivel elevado de conciencia. Aprendes a discernir cuándo estás usando el juicio y cuándo estás conectando con tu esencia.

Después de este proceso, que ocupa gran parte del día, nos preparamos para la ceremonia principal. Cada uno lleva su sleeping bag, cobija y almohada para crear un espacio cómodo. Nos disponemos a elevar nuestra vibración y abrirnos a recibir el amor y los beneficios que la medicina ancestral tiene para ofrecernos. Aunque nos sentimos cansados por la preparación, la experiencia de tomar la ayahuasca y todo lo que sucede en esos días hacen que todo valga la pena.

Después de todo el trabajo y preparación, estaba listo para enfrentar el momento. La música juega un papel muy importante en esta experiencia; es como un lenguaje para las emociones, algo que te acompaña y te ayuda a enfrentar tus miedos. Nos reunimos en un círculo enorme, bajo un cielo despejado y un pasto alto que susurraba con el viento. Era una noche mágica, de esas que parecen invitarte a soñar. La música que ponían no era cualquier música, sino sonidos chamánicos, sanadores, que te envuelven en un viaje hacia tu interior.

Nuestra guía, con una serenidad que transmitía confianza, nos dijo: "Ha llegado el momento, el momento de la verdad". En ese instante sentí cómo me sudaban las manos, como si estuviera a punto de conocer al amor de mi vida. Por un segundo dudé, quise echarme para atrás, porque nos habían dicho que nada era obligatorio. El miedo me invadió, pero entonces me hablé a mí mismo: "Ya es momento de romper la barrera".

Me acerqué y la guía me dijo con dulzura: "Hermanito, te entrego esto para tu sanación". Me dio la primera toma y un poco de agua. Con esa entrega, comenzó mi gran viaje. Me recordó que debía permanecer en silencio y respetar el proceso de los demás, sin interrumpir a mis compañeros, sin juicios ni distracciones. "Enfócate en por qué estás aquí y en el amor que te trajo hasta este momento", nos dijo.

## EL VIAJE INTERIOR

El efecto del brebaje suele comenzar después de unos 30 minutos, dependiendo de cuánto te hayas preparado. Nos explicaron que si no sigues la dieta previa estrictamente, podrías no sentirte bien o incluso enfrentar dificultades durante el proceso. La preparación era clave, tanto física como mentalmente.

Al principio, batallaba con mi ego, esa parte de mí que no quería soltar el control. Sentía algo, pero no lo suficiente. Nuestra guía anunció que ofrecería una segunda toma. Levanté la mano, decidido a confiar en el proceso, y bebí el segundo brebaje. Entonces, todo comenzó a cambiar.

Primero sentí un impulso de vomitar, lo cual era parte de la sanación. Aunque no fue mucho, esa acción simbólica me permitió liberar algo dentro de mí. De repente, sucedió la magia: miré los árboles y sentí que me hablaban. Los percibía saludándome con cada movimiento de sus hojas. El pasto, las estrellas, todo vibraba con una vida que no había notado antes.

Una nube capturó mi atención. Me quedé mirando obsesivamente una sola nube, hasta que algo me hizo reflexionar: "¿Por qué te enfocas solo en esta nube cuando hay muchas otras más grandes y hermosas?" Entendí que, a veces, nos obsesionamos con una sola cosa en nuestra vida, con algo del pasado, y nos olvidamos de las posibilidades y la belleza que ofrece un nuevo día. Aprendí a dejar ir y a no vivir atorado en el pasado.

## LA TRANSFORMACIÓN

A medida que el brebaje hacía efecto, mi cuerpo se sentía pesado, casi dormido. Por eso, es esencial que en estos rituales te quiten las llaves del coche y los celulares; necesitas estar completamente en un lugar seguro. Las personas a cargo de la experiencia deben cuidarte, asegurarse de que te encuentras en las condiciones adecuadas para vivir el proceso plenamente.

Sentía cómo las estrellas lanzaban rayos de amor hacia mi cuerpo, y la luna brillaba con una intensidad que nunca había visto. Pude percibir la energía del pasto bajo mis pies, una conexión que me llenaba de amor y gratitud. De pronto, comenzaron a aparecer imágenes ancestrales: rostros mayas, aztecas, figuras que no reconocía, pero que sentía profundamente en mi interior. Entre esas visiones, vi a un nativo con plumas y su rostro, aunque era una calavera, transmitía sabiduría.

## El Mensaje de Renacimiento

Aunque la imagen de la calavera podría parecer aterradora para algunos, el mensaje que me transmitió fue de renacimiento. Representaba la muerte de mi antiguo yo y el nacimiento de una nueva versión de mí mismo. Las estrellas se movían, y cada movimiento parecía entregarme mensajes, conocimientos e información que necesitaba.

Nos explicaron que la glándula pineal, una pequeña pero poderosa parte del cerebro se activa de manera intensa en dos momentos importantes de la vida: al nacer y al morir. Durante esos instantes, libera sustancias que expanden nuestra percepción y nos conectan con algo más grande que nosotros mismos. La Ayahuasca, este brebaje ancestral, actúa como un catalizador que despierta esta glándula, permitiéndonos acceder a estados de conciencia más elevados y a una percepción más profunda de nuestra existencia.

Además, este proceso facilita la creación de nuevas conexiones neuronales, ayudándonos a romper patrones mentales limitantes y a ver el mundo desde una perspectiva completamente distinta. La experiencia abre una puerta hacia la inteligencia infinita, una conexión con nuestra esencia más pura y con el universo que nos rodea, revelándonos verdades que trascienden lo físico y lo terrenal.

Esta experiencia me enseñó que el proceso es mucho más que un simple viaje; es una herramienta para conectarte con lo que hay dentro de ti, para sanar y transformarte. A través del amor, la gratitud y la apertura, puedes encontrar respuestas que jamás imaginaste.

Sin duda, es un camino para enfrentar tus miedos, soltar el ego y renacer en una versión más auténtica y libre de ti mismo. En esa noche mágica, entendí que el universo entero está conectado, y tú y yo somos una parte vital de ese todo.

Cuando comencé a entender lo que estaba experimentando, me di cuenta del poder de esta medicina ancestral, este brebaje que muchos no conocen bien, pero que te permite ver el mundo de una manera completamente distinta. Aprendí que, en lugar de reaccionar desde nuestros impulsos naturales, podemos accionar desde un nivel más profundo de conciencia, guiados por el espíritu. Muchas de las dudas que llevaba conmigo empezaron a responderse a través de la Ayahuasca, y fue en medio de este viaje intenso donde experimenté cosas que nunca imaginé.

Mientras el ritual avanzaba, sentí como si estuviera en medio del Amazonas. Vi y hablé con familiares que ya han fallecido, como mi abuelita, a quien considero como una madre, y mi abuelo paterno. En ese plano energético todo existe, y sus palabras resonaron profundamente en mí. Mi abuelita me dijo que estaba orgullosa de mi madre, y mi abuelo expresó su orgullo por mi padre. Fue mágico recibir mensajes tan poderosos desde el corazón, palabras que no se pueden inventar. También vi a mi suegra, quien ya no está con nosotros, ella le envió un mensaje de amor a mi esposa, su hija. Vi con enorme alegría a mi tía, una persona por quien siento una profunda gratitud. Su apoyo incondicional fue fundamental cuando mi esposa, mi bebé y yo llegamos a este país con tan solo 35 dólares en el bolsillo. Su generosidad y ayuda en ese momento tan difícil marcaron una diferencia que nunca olvidaré.

En ese espacio, entendí algo crucial: ver a las personas más allá del juicio, conectarnos con sus almas y ser parte de sus vidas. A veces, lo único que alguien necesita es un abrazo, tu presencia, incluso sin palabras. Todos los seres que trascendieron vinieron a darme mensajes para mi madre, para mi esposa, pero no escuché nada específico para mí. Mi ego buscaba algo para mí, pero la Ayahuasca me mostró que no había nada más que decirme. En ese momento entendí que tenía todo lo necesario para lograr lo que quisiera.

El proceso culminó con la salida del sol, un momento simbólico que selló el cambio interior. Pasamos la noche despiertos, contemplando el cielo, procesando la experiencia. Al amanecer, agradecimos a Dios por un nuevo día, nos duchamos, nos cambiamos y asistimos a una integración grupal. En esa integración, la conexión entre las personas era palpable; todos estábamos en armonía. Algunos hablaron de colores, números, figuras geométricas que habían visto.

Más tarde, llegó el turno del Bufo. Este es un proceso aún más profundo, que implica inhalar una sustancia obtenida de un sapo. Sin embargo, esto no es algo recreativo; es una conexión interna y un viaje crístico. Durante la ceremonia, sentí como si mi cuerpo se desintegrara y se fusionara con la tierra. Vi colores, formas, y llegué al punto de pensar que no podía más. En ese momento sentí que estaba enfrentándome a la muerte. Todo se volvió oscuro, y supe que había llegado mi final.

Cuando dejé de resistirme, me rendí completamente. Fue entonces cuando sentí una gota de lluvia caer en mi boca, y en ese instante desperté. Abrí los ojos, aún mareado, pero lleno de alegría por estar vivo. Me levanté, corrí hacia un árbol, me quité las sandalias y lo abracé. Si nunca has sentido que un árbol te abraza, te cuento que es una experiencia mágica y profundamente especial.

El Bufo me enseñó a valorar la vida, a apreciar cada minuto, cada respiro, y a entender que tenemos el poder de renovarnos. Desperté como una versión más libre de mí mismo, sin miedos, pero con un profundo deseo de vivir en amor y unidad, y de alcanzar todo lo que me proponga.

Querido lector, si has llegado hasta aquí, te agradezco de corazón por leer estas líneas. Te invito a vivir tu vida desde el agradecimiento. La Ayahuasca te llama cuando es tu momento, y no es casualidad que estas palabras hayan llegado a ti. Todo tiene un tiempo perfecto, y cuando el tuyo llegue, lo sabrás y lo sentirás.

Esta frase ha llegado a mi mente y a mi corazón, y desearía cerrar con ella: "Vuelve a ser feliz, te lo mereces."

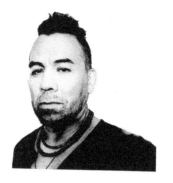

# CAPÍTULO 3
## CONECTANDO Y ELEVANDO MI ESPIRITUALIDAD CON LA AYAHUASCA

*Testimonio de Alejandro Díaz*

**Mi** conexión con la Ayahuasca es una historia larga y significativa. Antes de llegar a ella, ya había estado en un camino de espiritualidad, pero quiero compartir con ustedes, los lectores, cómo llegué hasta aquí.

Mi experiencia comenzó después de una ruptura amorosa. Esa separación marcó el inicio de lo que llaman "la noche oscura del alma", aunque en ese momento no sabía que así se llamaba. Toqué fondo: caí en depresión, comencé a beber alcohol y a fumar marihuana como formas de escape. Me sentía perdido. No me conocía a mí mismo, no sabía hacia dónde iba y, aunque era padre, no asumía del todo mi responsabilidad.

Hacía lo mejor que podía según mi entendimiento, pero me sentía ignorante, atrapado en mis propias limitaciones. Creía que sabía muchas cosas, pero en realidad no sabía nada. Fue en ese periodo de sufrimiento que atravesé y del que comencé a aprender.

La depresión y la ansiedad me dominaban. No tenía ganas de hacer nada, y aunque veía a mis hijos cada 15 días, no disfrutaba de su compañía. Intentaba aparentar que todo estaba bien, pero creo que mi estado emocional les afectaba. Fueron unos 10 años de vivir así, hasta que un día decidí intentar algo nuevo: meditación.

No sabía nada de meditación, y aprender me tomó cerca de un año. Durante ese tiempo, nunca me rendí, y cuando finalmente logré conectar a través de la meditación, sentí un cambio profundo. Fue como un despertar de mi conciencia y de mi alma. Empecé a ver la vida de forma diferente, a conocerme, a valorar mi cuerpo y a cuidarme. Esa conexión me trajo paz, amor y bienestar.

Recuerdo que antes me dolía todo el cuerpo: piernas, rodillas, espalda, cabeza... pero, poco a poco, esos dolores fueron desapareciendo. Sentí cómo el amor hacia mí mismo comenzó a florecer. Ese amor propio despertó mi interés por aprender más sobre meditación y otros caminos espirituales. También empecé a cuidar mi alimentación, a ser más consciente de lo que era bueno para mi cuerpo.

Dejé el alcohol por completo, algo que ya no me gusta ni necesito en mi vida. Hace cinco años que no tomo. También dejé de fumar y abandoné otros malos hábitos, reemplazándolos por prácticas más saludables: como comer bien, dormir mejor y hacer ejercicio. Fue un proceso difícil, como quitarme capas de creencias y patrones que llevaba arraigados desde la infancia, pero valió la pena.

Cuando finalmente conocí la Ayahuasca, ya había recorrido un camino de autoconocimiento espiritual. Todo comenzó cuando vi un video de Luz Aurora con Nayo Escobar. Al principio, no me interesaba experimentar con medicinas ancestrales, pero ese video llamó mi atención. Le mandé un mensaje a Luz y, para mi sorpresa, me respondió rápidamente. Me dijo que harían una ceremonia en California en uno o dos meses. Pedí permiso en mi trabajo, y todo se alineó para que pudiera asistir.

Mi primera experiencia con la Ayahuasca fue en agosto, en el monte Shasta. Fue algo transformador. Luego hicieron otra ceremonia en Chicago en septiembre, pero decidí no apresurarme. Quise tomarme el tiempo para procesar lo que había vivido antes de repetir la experiencia.

Cuando tomas Ayahuasca, tu energía vibra muy alto, te sientes profundamente conectado con el universo, y la sensación es tan poderosa que deseas continuar explorando. Sin embargo, entendí que debía darme espacio para integrar esos aprendizajes antes de hacerlo de nuevo.

Más adelante, recibí un mensaje invitándome a otra ceremonia en California, y no lo dudé. Asistí porque este camino espiritual requiere compromiso y continuidad. La Ayahuasca no es solo un "viaje", es una herramienta poderosa que fortalece la conexión con uno mismo y con el universo.

Hoy, puedo decir que este proceso ha cambiado mi vida. Desde la meditación hasta la Ayahuasca, cada paso ha sido un eslabón hacia un mayor entendimiento de mi propósito y de quién soy realmente.

Mi propósito con la Ayahuasca era claro: conectar y elevar mi espiritualidad, y para mí fue una experiencia maravillosa.

Este encuentro no es algo que ocurra de manera improvisada; requiere una preparación previa que es fundamental para recibir la conexión a un nivel más elevado.

La preparación comienza con cuidar tu cuerpo. Es importante seguir una dieta limpia: beber mucha agua, consumir verduras frescas y evitar alimentos procesados, carnes, azúcares, lácteos y sal en exceso. Mientras mejor te prepares, más profunda y significativa será tu conexión durante la ceremonia.

En mi primer encuentro con la Ayahuasca, una parte esencial del proceso fue escribir en un papel todos los traumas y cargas que llevaba desde la infancia. Fue un acto simbólico y poderoso, porque al hacerlo le pedimos al "abuelito fuego" que nos ayude a liberar esos pesos.

Le dices: "Ayúdame a soltar esto, a procesar estas emociones, y pido al universo que me conceda lo que me corresponde por derecho divino". Este primer paso en la ceremonia se centra en quitarte las máscaras, liberar lo que te agobia y entregarlo al fuego como un acto de purificación y renacimiento.

Para mí, este ritual fue profundamente significativo. No solo me ayudó a soltar aquello que ya no necesitaba, sino que también marcó el inicio de un camino de transformación espiritual y emocional que continúa guiándome hasta hoy.

A la mañana siguiente del ritual de las máscaras y de soltar los apegos con la ayuda del abuelo fuego, tuvimos nuestra conexión con el Kambó.

El Kambó es considerado una medicina sagrada que se utiliza para desintoxicar el cuerpo a nivel físico, emocional y espiritual, fortalecer el sistema inmunológico, aumentar la claridad mental y la conexión espiritual, y liberar emociones bloqueadas o energías negativas.

Con este líquido, experimenté un estado de trance durante unos 10 minutos, en el cual sentí una paz y tranquilidad indescriptibles. Fue una experiencia breve pero poderosa. Antes de aplicarlo, primero nos hicieron tres puntos en la piel con un pequeño palito delgaditos como un incienso, preparándonos para recibir el Kambo. Este proceso es necesario para abrir un poco la epidermis de la piel y permitir que el líquido, extraído de una rana amazónica, sea absorbido directamente por el cuerpo.

La sensación inicial fue intensa, pero rápidamente me ayudó a liberar toxinas tanto físicas como emocionales. Después de esta limpieza, poco a poco nos fuimos preparando para recibir la Ayahuasca, con una mayor conexión y apertura hacia el proceso que estábamos por vivir.

Más tarde, nos dirigimos con nuestros "sleeping bags" al lugar de la ceremonia. Todo el ritual se llevó a cabo con amor: nos ofrecieron la Ayahuasca y la recibimos con gratitud. En la primera toma, sin embargo, no sentí absolutamente nada. Me sentí incluso un poco decepcionado y pensé: "Bueno, quizá no sea mi momento".

Cuando ofrecieron la segunda toma, no dudé en beberla rápidamente. Esta vez, la experiencia llegó de inmediato. Me senté y, de repente, comencé a visualizar a una estatua que parecía un maya o un azteca, pero parecía ser yo, y estaba sentada justo frente a mí. Esa estatua llevaba algo parecido a una vasija honda y redonda de barro que giraba constantemente.

De pronto, esa vasija se rompió y, al romperse, parecía liberar signos o símbolos que ascendían al cielo, hacia el universo. La vibración que sentí mientras ocurría esto era tan fuerte que supe que ese era mi mensaje, aunque no lograba comprenderlo completamente en ese momento.

Pasé varios días reflexionando sobre esa experiencia, pensando en la imagen de la vasija rota que giraba tan rápido, en los símbolos que se elevaron y en la vibración que sentí. Fue hasta semanas después, durante un día en la playa, que entendí lo que significaba.

Yo suelo ir a la playa para correr en la arena, meditar y conectarme con la naturaleza. Aquel día, al llegar, sentí la misma vibración elevada que había experimentado durante la ceremonia. Después de correr, me senté en la arena para meditar, y ahí reviví las vueltas y la sensación de elevación que había sentido con la Ayahuasca.

Fue en ese momento que comprendí mi mensaje: para elevarme espiritualmente, necesito conectar profundamente con la tierra, con el amor y con la felicidad.

Ese día no fui solo, fui con mi hijo. Había una conexión especial entre nosotros; nos sentíamos en armonía, disfrutando el momento juntos. Esa alegría, ese amor compartido, me llenaron de paz y me ayudaron a entender que el verdadero camino espiritual está en conectar con la naturaleza, con las personas y, sobre todo, con el amor.

Ese fue mi aprendizaje: tocar tierra, sentir amor y felicidad. Esa conexión es mi guía para vivir en paz y elevar mi espíritu.

En mi viaje pregunté de dónde venía y, cuando conecté con la Ayahuasca, me reveló que yo venía del cinturón de Orión, donde están las tres estrellas en las que se inspiraron las pirámides de Egipto. En ese momento, mientras contemplaba las estrellas, sentía que ya sabía dónde estaban, como si siempre hubiera tenido una conexión profunda con ellas. Fue una experiencia que me llenó de asombro y comprensión.

En esa misma ceremonia, sentí como si enterrara mis manos en la tierra, y el árbol que estaba detrás de mí comenzó a moverse, como si sus ramas me hablaran. La naturaleza me estaba hablando, la tierra también. Pude escuchar los latidos de la tierra, cómo se elevaba y descendía, como si todo volviera a la vida. Fue increíble ver cómo todo cobraba un nuevo sentido, cómo todo parecía tener corazón y alma.

Escuchar y sentir la vida en cada elemento a mi alrededor fue una experiencia maravillosa, una que nunca olvidaré. No es como estar bajo el efecto de una droga que te confunde o borra la memoria; al contrario, es una conexión clara y precisa. Puedo describir todo lo que vi con la misma emoción porque lo viví con mis ojos físicos y espirituales.

Además, tu cuerpo se eleva a una vibración más alta, y esa vibración puede durar hasta dos o tres semanas después de la experiencia. Si trabajas en mantenerla, puedes prolongarla. Durante ese tiempo, te vuelves más intuitivo, experimentas un amor profundo por todo y un agradecimiento natural que nace desde el corazón. No hay espacio para el odio ni para emociones negativas; todo se enfoca en el amor y la gratitud.

Desde entonces, he aprendido a confiar más en mi intuición. Ahora actúo sin pensar demasiado, simplemente confío y hago lo que siento correcto. Un ejemplo fue cuando, antes del retiro, decidí comprar papel de baño y jabón para manos. No sabía por qué lo hacía, pero mi intuición me lo pidió. Más tarde, en el retiro, nos dijeron que no había papel ni jabón, pero yo ya tenía lo necesario porque había confiado en esa voz interior.

Esa es la conexión que la Ayahuasca puede ayudarte a fortalecer: vivir más conectado con tu intuición y menos atrapado en tus pensamientos.

Querido lector, quiero invitarte a que no tengas miedo de considerar esta experiencia. A menudo, en nuestra cultura, creemos que es una droga y que es algo malo, pero no es así. La Ayahuasca es una planta ancestral, una medicina de la naturaleza que nos ayuda a conectarnos con un amor más grande, con nosotros mismos y con la madre tierra.

Si sientes el llamado, recuerda que cada experiencia es única y cada persona recibe regalos y descubrimientos diferentes. La Ayahuasca, conocida también como la "Abuelita Ayahuasca" puede ayudarte a soltar tus miedos, a perdonarte y a elevar tu vibración y tu espiritualidad. Desde mi propia experiencia, puedo decirte que, para aquellos que enfrentan problemas emocionales, enfermedades o simplemente necesitan claridad, esta planta es un puente hacia una mayor paz y libertad.

Confía en el proceso, abre tu corazón y permite que la naturaleza te guíe hacia una conexión más profunda contigo mismo y con el universo.

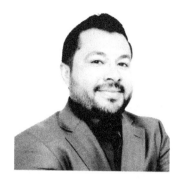

# CAPÍTULO 4
## CONEXIÓN DIVINA A TRAVÉS DE LA AYAHUASCA

*Testimonio de Carmelo Valladares*

Por mucho tiempo he cultivado el hábito de la oración y una conexión profunda con Dios. Aunque trabajaba arduamente, me di cuenta de que no valoraba plenamente mis logros. Compraba todo en efectivo y, aun así, no me sentía agradecido por lo que había alcanzado. Un día, tuve una experiencia poderosa que transformó mi vida: un encuentro cercano con Dios. Fue tan impactante que inspiró el libro que estoy escribiendo, titulado "Morir para Vivir". Este libro está basado en las revelaciones que he recibido durante mis noches de oración, donde mi

Maestro Jesús me ha guiado y brindado mensajes claros.

## La Llamada de la Ayahuasca

Al empezar a escuchar sobre la ayahuasca, conocida también como "la abuela", sentí que me llamaba, aunque al mismo tiempo experimentaba temor de fallarle a Dios. Cuando decidí participar en una ceremonia, me preguntaron con quién deseaba conectar. Sin dudarlo, respondí: "Con mi Maestro Jesús". Desde el principio, supe que esta experiencia sería especial, pero no estaba preparado para todo lo que viviría.

## Preparación para la Ceremonia

El primer día iniciamos con un ritual de máscaras, una meditación para tomar conciencia de las muchas máscaras que usamos en la vida diaria. Este ejercicio fue liberador, un primer paso hacia el descubrimiento personal. Al día siguiente, nos preparamos con otro ritual llamado "La Sangre de Dragón", un ungüento que nos aplicaron en el cuerpo para desintoxicarnos y limpiarnos. Aprendí que la preparación previa a la ceremonia ayuda mucho para sentirnos mejor durante el proceso. Aunque inicialmente me asustó el nombre, acepté el proceso y sentí una ligera sudoración y un calor que recorría todo mi cuerpo. Sin embargo, no experimenté mucho más hasta la ceremonia principal, programada para esa misma noche.

## La Ceremonia de Ayahuasca

La ceremonia comenzó a las 11 de la noche y se extendió hasta las 3 de la madrugada. Nos dieron la primera toma, y 40 minutos después, una segunda. Aunque algunos participantes ya sentían efectos profundos, yo no experimentaba nada. Al observar que otros tomaban una tercera dosis, decidí hacerlo también. Fue entonces cuando todo cambió.

Oré profundamente a mi Creador: "Padre, quiero conectar contigo". En ese momento, las tres tomas parecieron fusionarse, y comencé a viajar en mi mente. Al principio, sentí temor, especialmente cuando empecé a experimentar visiones de mi propia muerte en un accidente en la nieve. Vi todo con claridad: mi cuerpo, el impacto, la sensación de perderlo todo. No quise permanecer allí y pedí salir de esa visión. Usando las técnicas de cerrar y abrir portales, que nos enseñaron antes del ritual, logré redirigir mi experiencia hacia lo que realmente deseaba: encontrarme con mi Maestro Jesús.

Finalmente, conecté con Jesús. Lo vi y me llevó a su Padre. Él le dijo, "Padre, he aquí uno de mis hermanos". Entonces escuche una voz que dijo "muéstrale". En esa visión luego

Jesús me llevó a una montaña desde donde pude observar destrucción, cenizas y fuego. También vi millones de niños sacrificados y supe que muchos inocentes pagan un precio muy alto por los actos de este mundo. Fue un momento desgarrador, pero también una revelación poderosa. Entendí que todo en la vida tiene un propósito y que incluso el dolor puede llevarnos hacia la luz.

Jesús me habló con una sabiduría inmensa: "Ustedes son más inteligentes de lo que imaginan. Pueden lograr lo que desean en una milésima de segundo si se lo proponen. Pero si procrastinan, cambian el resultado". Sus palabras me mostraron la importancia de actuar con intención y determinación.

La ceremonia fue un viaje profundamente emocional y físicamente intenso. Sentí como si cada parte de mi ser fuera despojada de capas invisibles, llevándome a enfrentar a vivir experiencias maravillosas donde salieron emociones que estaban ocultas en mi interior. Durante el ritual, algunos hermanos compartieron palabras sabias sobre el poder de sanar y soltar, una verdad que resonó en cada fibra de mi ser. Uno de ellos me dijo: "Es fácil amarnos unos a otros, pero primero debemos liberarnos de lo que nos ata." Estas palabras quedaron grabadas en mi corazón, como un recordatorio de que el amor verdadero comienza con la liberación personal.

A medida que la ceremonia avanzaba, sentí una presencia divina guiándome, llevándome a lugares que nunca había explorado. Fue un proceso desafiante, pero que al final me trajo paz.

Cuando regresé al mundo físico, mi cuerpo estaba agotado, como si hubiera soportado una transformación total. Me sentía vulnerable, pero al mismo tiempo, lleno de gratitud. En mi corazón había nacido una nueva paz, una certeza de que había experimentado algo transformador. Mi guía, Luz, me ofreció palabras que nunca olvidaré: "Tienes una luz muy grande; nunca permitas que se apague." Estas palabras no solo fueron un aliento, sino también una misión que ahora llevo conmigo.

La experiencia me enseñó algo fundamental: mi propósito en esta vida es cambiar vidas, no para mi beneficio personal, sino para la gloria de Dios. Comprendí que todo lo que hacemos debe estar en sintonía con nuestro propósito divino, y que cada acción tiene un impacto que trasciende nuestro entendimiento. La ayahuasca me reveló una verdad que me llenó de humildad y esperanza: Dios no está en algún lugar lejano, inalcanzable; está cerca de nosotros, aguardando pacientemente a que abramos nuestros corazones para conectarnos con Él.

Desde esa noche, he sentido una claridad que antes no tenía y una conexión más profunda con mi entorno y con mis hermanos. Los detalles simples de la vida, como el viento que acaricia mi rostro o la sonrisa de un ser querido, ahora los vivo con una gratitud renovada. Esta ceremonia no solo me transformó; reafirmó mi fe y me dio la certeza de que mi camino es seguir ayudando a otros a encontrar su luz.

Hoy, entiendo que cada experiencia, por más difícil que sea, es una oportunidad para crecer y alinearnos con el amor y la verdad. Estoy agradecido por esta oportunidad de renacer, de recordar quién soy y de descubrir, una vez más, que el propósito más grande de mi vida es ser un instrumento para la luz y el amor divino.

Después de esta experiencia, me siento en paz, tranquilo, lleno de amor y gratitud. Días después de haber vivido esta transformación, he comprendido algo esencial: no hay prisa. Este es el aquí y el ahora, y debemos aprender a disfrutar cada momento de nuestra experiencia de vida al máximo, pero con paz y armonía.

He descubierto que la vida no se trata de correr hacia un destino, sino de apreciar el camino, de detenernos a observar la belleza que nos rodea y de abrazar cada emoción, cada enseñanza, cada instante como un regalo. Ahora entiendo que vivir plenamente significa aceptar el presente tal como es, sin ansiedad por el futuro y sin el peso del pasado.

Esta nueva perspectiva me llena de una serenidad que no había sentido antes de esta manera. Me doy cuenta de que el amor y la gratitud son la clave para encontrar el equilibrio en medio de cualquier circunstancia.

Estoy profundamente agradecido por esta oportunidad de reconectar con mi esencia, con mi Creador, con nuestro hermano mayor Jesucristo, con el propósito que Él ha diseñado para mi vida, y con la inmensa maravilla de simplemente estar vivo.

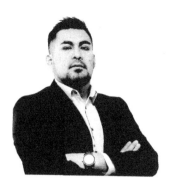

# CAPÍTULO 5
## DESCUBRIENDO LA MÁGIA DE LA AYAHUASCA

*Testimonio de Ernesto Chazari*

Había oído hablar de la Ayahuasca en el pasado, pero fue durante mi participación en un taller de transformación en Seattle, Washington, cuando supe más sobre esta experiencia y su potencial para generar un cambio profundo en quienes se atreven a explorarla.

Ese taller no incluía el uso de ninguna medicina, pero estaba enfocado en enseñar los valores esenciales de cada persona. Fue una experiencia transformadora, especialmente porque el enfoque estaba dirigido a reconocer el rol de las mujeres y cómo, como hispanos, venimos de una cultura donde el machismo está arraigado. En el taller aprendí a cuestionar esas creencias y actitudes que muchas veces nos llevan a tratar mal a las mujeres o a creer que debemos imponer nuestro poder sobre ellas.

Durante esa experiencia, una de las personas que me invitó al taller me habló de la Ayahuasca. Me explicó que era una medicina ancestral que podía ayudar en el crecimiento personal y en la sanación de traumas, especialmente aquellos relacionados con la infancia. Aunque me pareció interesante, no sabía mucho al respecto, así que busqué información en internet. Mi primera impresión fue de duda; pensé que tal vez no era algo bueno o adecuado.

Con el tiempo, seguí escuchando sobre la Ayahuasca. Varias personas, incluidos emprendedores y empresarios en bienes raíces, mencionaron cómo esta medicina los había ayudado a enfrentar retos en sus negocios y a desempeñarse mejor. Fue entonces cuando un amigo inversionista de bienes raíces, que había pasado por la pérdida de su esposa y una fuerte depresión, me compartió su experiencia. Me contó cómo la Ayahuasca lo había ayudado a salir adelante y me recomendó probarla.

Cuando decidí inscribirme para participar en la ceremonia, me sentí nervioso, pero al mismo tiempo motivado. Conversando con mis compañeros, me decían: "Te va a ayudar mucho." Eso me dio confianza. Decidí asistir porque en ese momento me sentía frustrado y estresado con algunos problemas en mis propiedades. Me enfocaba tanto en los problemas que no veía las soluciones, y eso estaba afectando no solo mi negocio, sino también mis relaciones personales.

Al llegar, los nervios persistían, pero mi experiencia fue increíblemente positiva. La persona que guió la ceremonia era alguien que transmitía confianza y serenidad, lo cual me ayudó a relajarme. Durante el proceso, me di cuenta de cómo muchas veces nos dejamos consumir por los problemas, olvidándonos de lo importante: enfocarnos en las soluciones y mantener la calma.

La Ayahuasca me permitió conectar con mi ser interior y entender que muchas de mis reacciones emocionales, como el estrés, la frustración e incluso el enojo, tenían un impacto negativo no solo en mí, sino también en mis seres queridos. Aprendí que gran parte de mi energía la estaba gastando en preocupaciones innecesarias. Esta experiencia me ayudó a revaluar mis prioridades, a tomar decisiones más conscientes y a mantener un equilibrio entre mi vida personal y profesional.

Aunque inicialmente tenía dudas y miedos, al final descubrí que esta experiencia era exactamente lo que necesitaba para tomar acción en algunos aspectos de mi vida que requerían un cambio. La Ayahuasca no solo me ayudó a ver los retos desde una nueva perspectiva, sino que también me enseñó a valorar la importancia de trabajar en mi interior para ser una mejor persona para mí y para quienes me rodean.

## Renacer a Través de la Ayahuasca: Mi Camino Hacia la Paz y la Conexión

La experiencia de la Ayahuasca me ayudó enormemente. Siento que renací, como si ahora pudiera ver la vida desde una perspectiva completamente diferente. Aprendí a enfocarme más en mí mismo y en mi familia, entendiendo que primero debo estar bien conmigo para poder cuidar y dar el amor que ellos necesitan. Este fue uno de los mayores beneficios que obtuve: comprender que los retos, ya sea en los negocios o en la vida personal, no son el problema en sí, sino la forma en que los vemos y el significado que les damos.

Ahora me siento más en paz. De alguna manera he podido conectar con la idea de que, si los retos aparecen, sé que de alguna manera se resolverán. Ya no gasto mi energía preocupándome excesivamente por lo que no puedo controlar; en su lugar, me concentro en las soluciones. Lo que tenga que pasar, pasará, ahora estoy aprendiendo a aceptarlo con mayor serenidad.

La experiencia también impactó profundamente mis relaciones familiares. Mi niñez estuvo llena de carencias y circunstancias difíciles. Mis padres vivieron situaciones complicadas y golpes emocionales, algo que muchos de nosotros como hispanos hemos experimentado de alguna forma. Estas vivencias afectaron mi autoestima y me dejaron heridas emocionales que llevé conmigo durante años.

Con la Ayahuasca, pude reconectar con mi niño interior y regresar al pasado para enfrentar lo que realmente me estaba lastimando. Fue un proceso liberador, porque entendí las raíces de aquello que no me dejaba avanzar. Esa conexión con mi pasado me dio claridad, me permitió soltar cargas y me ayudó a mirar hacia adelante con un enfoque renovado, con más amor hacia mí mismo y hacia quienes me rodean.

Hoy puedo decir que esta experiencia no solo me transformó como persona, sino que también fortaleció mi capacidad para enfrentar los retos de la vida y los negocios con una perspectiva más positiva. Fue un viaje de sanación y autodescubrimiento que marcó un antes y un después en mi vida.

## Mi Experiencia con el Bufo

Cuando me formé en la fila, estaba muy nervioso. Había escuchado que la experiencia puede ser intensa y no siempre agradable para algunos. Sin embargo, la calidez y empatía de nuestra guía, Luz, me hicieron sentir a gusto desde el principio. Su manera de guiarnos fue una clave importante para que pudiera relajarme y abrirme a lo que vendría. Todo vino a mi mente como en cascada. Mi primera experiencia durante la primera noche había sido tranquila, lo que me permitió conectar con la paz del entorno y la serenidad del lugar. Al día siguiente, esa sensación se extendió mientras exploraba el campo y disfrutaba de la naturaleza.

Cuando llegó su momento, en la ceremonia con la Ayahuasca, me sentí liberado. Durante mi experiencia, vi algunas imágenes de mí mismo como un niño, sentado y triste. También tuve visiones de mi familia, mis padres y mis hermanos, todos cuando éramos más jóvenes. Fue como ver una película de mi vida, pero con la certeza de que era yo el protagonista.

A medida que avanzaba, las visiones me pasaban como cortos de fotografías y videos. Vi momentos significativos de mi vida, y luego apareció una imagen de una de mis hijas, con quien sentí una conexión profunda y amorosa. Me vi abrazándola y experimenté una conexión indescriptible. Después, vi a mi hijo mayor y entendí algo importante: yo había repetido con él las mismas malas programaciones que recibí en mi infancia, donde los niños eran educados con palabras duras, gritos o castigos físicos.

Al día siguiente, tuve la oportunidad de experimentar el Bufo, algo completamente nuevo para mí. Cuando inhalé, vi cómo el humo blanco entró en mi cuerpo y, en cuestión de segundos, me sumergí en una conexión profunda. Al principio vi nubes negras y luego nubes blancas, y sentí como si algo se moviera dentro de mi estómago. Esa sensación me asustó al principio, pero a medida que avanzaba, comencé a sentir paz.

La experiencia fue intensa, como si el tiempo se detuviera. Cuando volví a tomar conciencia de mí mismo, me sentí mareado, pero al mismo tiempo, profundamente conectado. Miré hacia el cielo y lo vi con una claridad extraordinaria, como si trajera lentes de aumento. Observé águilas volando, un avión pasando, y todo se veía tan nítido que me dejó maravillado.

Comencé a suspirar profundamente, como cuando sacas algo pesado de tu interior, y sentí una paz que nunca había experimentado antes. Comprendí algo esencial: la vida tiene sentido, pero ese sentido depende de cómo decidamos vivirla. Entendí que cada día, ya sea lluvioso o soleado, es hermoso y merece ser vivido plenamente.

Aprendí a valorar cada momento y a vivir el presente como si fuera el último día. Esa lección, junto con la paz interior que encontré, es algo que llevaré conmigo para siempre. Esta experiencia no solo me sanó, sino que me enseñó a ver la vida con nuevos ojos, llenos de gratitud y amor por cada instante.

## Transformación y Conexión a Través del Bufo

Después de mi experiencia con el Bufo, mi perspectiva sobre la vida y las personas cambió por completo. Ahora veo a los seres humanos desde el corazón, conectando con sus sentimientos y comprendiendo que todos llevamos nuestras propias mochilas cargadas de vivencias, retos y emociones. Este entendimiento me hizo reflexionar profundamente sobre cómo trato a los demás. Logré entender que no quiero hacerle daño a nadie, así como no me gustaría que me lo hicieran a mí.

Esta experiencia me conectó más con el ser humano y con la empatía hacia los demás. Me di cuenta de que todos enfrentamos desafíos en nuestra vida y, aun así, buscamos avanzar, aprender y crecer. En el Bufo, experimenté una conexión genuina con las personas, un vínculo especial que se crea cuando todos comparten el mismo propósito de mejorar y sanar.

El ambiente estaba lleno de amor y apoyo. La manera en que las personas se expresaban, compartían sus historias y buscaban conectar con los demás es algo realmente maravilloso. A través de esta experiencia, se forman relaciones significativas con personas que comparten la misma sintonía, que están en su propio camino de emprendimiento y crecimiento personal.

Estas conexiones no solo unen, sino que también crean una comunidad de apoyo sólida, donde cada individuo contribuye al fortalecimiento de los demá. Este sentido de pertenencia te permite sentirte parte de algo más grande, un espacio donde el aprendizaje y la transformación se comparten y se multiplican.

Además, conectar con la medicina ancestral me permitió alcanzar una paz interior y una tranquilidad que no había sentido antes. Comprendí la importancia de rodearme de personas con buena energía y evitar entornos tóxicos, donde a menudo te critican o te rodean personas negativas. Esto me enseñó que es esencial realizar una limpieza, no solo física, sino también emocional y espiritual, para poder vivir con más equilibrio y armonía.

De verdad, volvería a vivir esta experiencia una y otra vez. Fue profundamente transformadora y me permitió salir con una visión mucho más clara de lo que quiero para mi vida, con un amor renovado por los demás y con una conexión más auténtica conmigo mismo y con quienes me rodean. En cada momento del proceso, sentí cómo mi mente, mi cuerpo y mi espíritu se alineaban, permitiéndome soltar aquello que ya no necesitaba y abrazar con gratitud las lecciones que habían estado esperando ser vistas.

Esta experiencia no solo me mostró quién soy, sino también quién puedo llegar a ser. Me ayudó a comprender la importancia de vivir desde un lugar de paz y propósito, de actuar con intención y de estar presente en cada interacción, ya sea conmigo mismo o con los demás.

Ahora he comenzado a manifestar más oportunidades en mi vida. Antes sentía que el mundo se me cerraba y que todo requería un esfuerzo enorme. Sin embargo, ahora noto que con menos esfuerzo las oportunidades llegan a mí. Reflexionando, me doy cuenta de que antes sin saberlo, no tenía la claridad que pensaba, y mi enfoque poco a poco se empezó a desviar más a los problemas que a las soluciones o a lo que realmente deseaba.

Además, soy inversionista en bienes raíces y en la Bolsa de Valores, y he experimentado una mejora significativa en mis resultados. Ahora no solo tengo mayor claridad y confianza para tomar decisiones financieras, sino que también me resulta más fácil identificar casas y oportunidades para invertir. Este crecimiento ha transformado mi enfoque y me ha permitido aprovechar al máximo las oportunidades que antes pasaban desapercibidas. Cada día siento que estoy construyendo un camino más sólido hacia mis metas.

En el pasado, trabajaba con un mentor con quien no lograba avances concretos. Sin embargo, durante el retiro conocí a alguien que me presentó a otro mentor, y desde que comencé a trabajar con él, todo ha cambiado. Ahora he aprendido a interpretar el mercado, a identificar cuándo comprar y cuándo vender, y eso ha transformado por completo mi enfoque y mis resultados.

Desde ese momento, siento que las oportunidades han comenzado a abrirse para mí de formas que antes no creía posibles. Este proceso me ha enseñado que cuando alineamos nuestra claridad, enfoque y acciones, el camino se despeja y las puertas que parecían cerradas comienzan a abrirse.

También soy mentor para personas que desean aprender a invertir en bienes raíces. Mi confianza se ha fortalecido significativamente, lo que me permite apoyar de manera más efectiva a quienes buscan adentrarse en esta actividad. Ahora puedo guiarlos con una seguridad renovada, desde una conexión más profunda con la abundancia universal y desde una vibración elevada. Este enfoque no solo enriquece mi enseñanza, sino que también inspira a quienes acompaño a creer en sus propias capacidades y a alcanzar sus metas con mayor confianza.

La Ayahuasca también me dio un mensaje claro y contundente: debía pedir perdón. Este llamado no era solo hacia los demás, sino también hacia mí mismo. Durante la ceremonia, experimenté una conexión profunda con mis emociones y con los vínculos más importantes de mi vida. Fue entonces cuando entendí que necesitaba sanar mis relaciones familiares, especialmente con mi hijo y mis padres, para poder avanzar con una nueva perspectiva de amor y reconciliación.

Cuando regresé, lo primero que hice fue hablar con mi hijo. Le pedí disculpas sinceras y le expliqué que, en su momento, no siempre supe cómo actuar y que nunca había sido mi intención lastimarlo. Ese encuentro fue profundamente transformador. Por primera vez, sentí cómo nuestras barreras emocionales comenzaban a desvanecerse y cómo nuestro vínculo se fortalecía. Esa conversación no solo me permitió reconectar con él, sino que también me dio la paz que tanto necesitaba.

Después, sentí el impulso de buscar una reconciliación similar con mis padres. Les marqué por teléfono, y con el corazón en la mano, les pedí perdón por todo lo que habíamos vivido juntos. Les dije cuánto los quería y les pedí disculpas por mis errores, por las veces que los hice enojar y por mi comportamiento durante mi niñez.

Mi madre, con su infinita sabiduría y amor, me respondió que no me preocupara. Me dijo que entendía que, aunque en ocasiones me hubiera portado mal, era solo un niño, y que todo aquello formaba parte del pasado. Su voz, llena de comprensión, me dio una sensación de alivio y de paz.

Mi padre, en un gesto que nunca olvidaré, también me sorprendió. Me dijo cuánto me quería y, con una sinceridad conmovedora, me pidió perdón por todo lo que habíamos pasado: los maltratos, las palabras hirientes, los momentos difíciles. Sus disculpas abrieron un espacio de sanación que nunca antes había existido entre nosotros.

En ese instante, las lágrimas comenzaron a correr de nuestros ojos, limpiando años de dolor acumulado. Sentí cómo nuestras almas se unían y cómo el perdón sellaba un amor familiar que siempre había estado ahí, pero que ahora era más puro y fuerte.

La experiencia con la Ayahuasca no solo me permitió reconectar conmigo mismo, sino también sanar y fortalecer los lazos con mi hijo y mis padres. Fue un viaje transformador hacia la paz, la reconciliación y el amor incondicional, que marcó un antes y un después en mi vida. Este proceso de sanación fue un recordatorio de que, a veces, lo que más necesitamos está en las relaciones que formamos y en el valor de pedir perdón y perdonar.

Es algo que recomiendo a cualquiera que desee encontrar claridad, sanar heridas emocionales, reconectar con su propósito y descubrir la plenitud que surge al estar en armonía con uno mismo. Si tienes el valor de adentrarte en esta experiencia, estoy seguro de que también encontrarás una transformación tan significativa como la que yo viví.

La vida es un constante viaje de aprendizaje y reconexión, y experiencias como esta nos recuerdan que, aunque el camino pueda ser desafiante, siempre vale la pena recorrerlo para descubrir la paz, el amor y la claridad que nos están esperando.

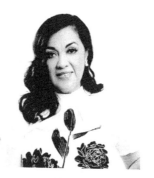

# CAPÍTULO 6
## DESCUBRIENDO MI LUZ INTERIOR CON LA AYAHUASCA

### *El Testimonio de Sandra Bacon*

Había estado hablando con un amigo quien me compartió lo difícil que le resultaba perder peso. Me dijo: "Es más fácil hacer un millón de dólares que bajar de peso." En ese momento le dije, estas haciendo una afirmación, y me dijo es la verdad, eso creo. Recuerdo que lo vi dos semanas después y lo encontré más ligero, no solo físicamente, sino también emocionalmente renovado. Me confesó: "Hermanita, fui a la Ayahuasca." Intrigada, le pregunté por su experiencia y me dijo que había sido maravillosa, una vivencia de claridad y conexión muy especial.

En otro evento, escuché a más personas hablar de sus experiencias con la Ayahuasca. Cada testimonio era diferente, pero había algo en común: todos hablaban de transformación y sanación. Un amigo fue a una ceremonia en Chicago y eso despertó mi interés aún más. Me compartieron que antes de participar debía hacer una desintoxicación estricta, y aunque me pareció un gran reto, decidí que estaba lista para hacerlo.

Por otro lado, tengo otro amigo que fue a vivir esta experiencia y también me compartió algo al respecto, y cuando regresó del retiro espiritual me contó en detalle, entonces algo dentro de mí me dijo: "Quiero hacerlo." Comencé a leer y a escuchar audiolibros relacionados con la espiritualidad y la transformación que viven las personas con la Ayahuasca, para prepararme mentalmente.

Uno de los libros que escuché narraba la historia de un joven cuyo padre se había quitado la vida y cuya madre lo había llevado a un orfanato antes de desaparecer también. Él se escapó para buscarla, solo para descubrir que ella también había partido. Sumido en la desesperación, cayó en las calles y en la drogadicción. Sin embargo, un día, mientras intentaba ayudar a una chica que estaba siendo asaltada, fue gravemente herido y despertó semanas después en un hospital. Resultó que el hospital era propiedad del padre de la chica que él había salvado. Esta familia lo acogió y, gracias a ellos, comenzó un camino de sanación.

La chica que el salvó, sin el saberlo, ya había trabajado con chamanes y estaba profundamente involucrada en el mundo espiritual. Su conocimiento y experiencia la llevaron a guiarlo hacia estas vivencias, abriéndole las puertas a un despertar espiritual a través del uso de plantas sagradas. Gracias a su influencia, él comenzó a adentrarse en este camino, explorando una nueva conexión con su ser interior y el universo que lo rodea.

Esa historia me tocó profundamente. Sentí que necesitaba algo similar: un encuentro con mi interior que me permitiera sanar heridas profundas y encontrar una conexión más auténtica conmigo misma y con la vida.

## La Preparación Física y Mental

Nos conectamos en un zoom con Luz, nuestra guía para la ceremonia, quien nos explicó la importancia de la preparación. Nos dijo que debíamos privarnos de ciertos alimentos y hábitos porque afectan nuestra capacidad de conectar. Por ejemplo:

- Evitar lácteos porque bloquean el tercer ojo.
- No consumir carnes rojas, ya que son difíciles de digerir.

- Eliminar alcohol y café, ya que alteran el sistema nervioso.
- Reducir azúcares, porque distraen al cuerpo con un exceso de energía.

Ella nos explicó que el cuerpo ya tiene lo que necesita para sanar, pero no logramos concentrarnos porque vivimos rodeados de distracciones. Decidí seguir todas las recomendaciones al pie de la letra. Elegí ser disciplinada porque quería aprovechar al máximo esta experiencia y entrar con la convicción y el compromiso de hacerlo bien.

Quiero compartir mi experiencia porque ha sido un aprendizaje significativo en mi vida. Aunque no tomo café, solía depender del pre-workout, un suplemento cargado de cafeína, para comenzar mis días. Me levantaba a las 4 de la mañana y sentía que no podía hacerlo sin esos polvos. Sin embargo, cuando me di la oportunidad de desintoxicarme como parte de la preparación para la ceremonia tuve maravillosos descubrimientos. Con el pasar de los días me di cuenta de que no necesito ese suplemento para tener energía. Descubrí que la verdadera fuente de energía proviene de mi propio cuerpo y de mi fuerza interna.

Al entender esto, aprendí una lección valiosa: cuando le damos a nuestro cerebro una orden clara y trabajamos en armonía con nosotros mismos, somos capaces de alcanzar metas que antes parecían imposibles. Este cambio de perspectiva me ha confirmado una vez más, que las limitaciones solo existen en nuestra mente, y que, al confiar en nuestro potencial, podemos superar cualquier obstáculo y lograr mucho más de lo que imaginamos.

La preparación no fue fácil, pero sentí que cada pequeño sacrificio valía la pena. Entendí que esta ceremonia no era solo una experiencia, sino un paso hacia una conexión más profunda conmigo misma y con el universo. Estaba lista para enfrentar mis sombras y descubrir la luz que habita en mi interior.

Ese compromiso, más que con la ceremonia, era conmigo misma. Elegí ser valiente, dejar atrás el miedo para abrir mi corazón a lo que la ayahuasca tuviera para enseñarme. Sabía que estaba a punto de embarcarme en un viaje que cambiaría mi vida para siempre, y estaba lista para recibir sus lecciones.

Este testimonio no solo es una invitación a explorar la ayahuasca, sino a mirarte a ti mismo con honestidad y quitarte las máscaras para tener el valor de trabajar en tu propia transformación.

# Mi Experiencia con los Ejercicios del Libro "Un Curso de Milagros"

Durante nuestras reuniones con Luz, ella nos recomendó hacer los ejercicios del libro Un Curso de Milagros. Aunque ya tenía una versión digital del libro, no había explorado mucho su contenido. Empecé a buscar los ejercicios, descubriendo que son 365, uno para cada día del año. Estos ejercicios son bastante diferentes a lo que estamos acostumbrados, ya que muchas veces intentamos entenderlos con la mente, pero lo más importante no es comprenderlos, sino simplemente hacerlos.

Al comenzar con ellos, me di cuenta de que estos ejercicios están diseñados para transformar nuestra forma de pensar y llevarnos a un nivel más profundo de conexión espiritual. Te comparto que, aunque su contenido puede parecer profundo y complejo, lo esencial radica en practicar los ejercicios, pues son ellos los que nos enseñan a soltar nuestras ideas limitantes y a abrirnos a una nueva forma de ver el mundo.

El primer ejercicio es simple pero poderoso: "Nada de lo que yo veo significa nada." En un principio, me costó comprenderlo. La mente siempre busca un significado para todo, pero este ejercicio te invita a soltar esa necesidad y simplemente practicarlo.

Fue un reto para mí porque estamos acostumbrados a interpretar el mundo desde la lógica, cuando en realidad no vemos con los ojos físicos, sino con los ojos espirituales.

Con el tiempo, comprendí que no era necesario entenderlo de inmediato. Solo debía enfocarme en hacerlo, permitiéndome desconectar de las interpretaciones y abrirme a nuevas percepciones. Fue ahí, combinando los ejercicios con cantos y prácticas espirituales, que comencé a sentir una conexión más profunda con algo superior como parte de la preparación para la ceremonia.

Aunque entendía mejor la parte mental, sentía un deseo creciente de explorar mi lado espiritual. Comencé a enfocarme en ello de manera más consciente. Me acerqué a la naturaleza, abrazaba árboles, dejaba que el sol tocara mi rostro y caminaba descalza para reconectar con la tierra. Estos pequeños pasos, aunque simples, me ayudaban a sentirme más presente y conectada con mi entorno.

También decidí dejar de consumir lácteos, alcohol y alimentos que podían afectar mi claridad mental y espiritual. Este proceso no solo purificó mi cuerpo, sino que también fue un acto de disciplina y compromiso conmigo misma.

Cuando llegamos al lugar, todo era simplemente hermoso. Nos instalamos y comenzamos a disfrutar de la naturaleza, de la paz y de la armonía que se respiraba en ese rincón mágico. Cada espacio parecía diseñado para reconectar con uno mismo y con el entorno.

Poco después, nos llamaron para nuestro primer encuentro con el grupo. La energía en el ambiente era especial, como si todos estuviéramos ahí por una razón más grande. Fue el inicio de una experiencia que, desde el primer momento, prometía ser transformadora. Formamos un grupo para embarcarnos en esta experiencia espiritual. Éramos varias personas, incluida mi gran amiga Dunia, mi hermano Francisco, y mis amigos, Ernesto, Carmelo y Moisés. Carlos ya había vivido esta transformación y compartía sus aprendizajes con nosotros.

Algo que Carlos repetía constantemente era: "Todo se resuelve con el amor." Aunque lo entendía intelectualmente, sentía un anhelo por comprenderlo a un nivel más profundo, integrándolo a mi vida.

Gracias a esta preparación y a la compañía de personas que compartían el mismo propósito, empecé a sentir cómo el amor y la espiritualidad se entrelazaban para sanar y transformar mi vida. Este camino me recordó que, cuando soltamos las barreras de la mente y nos abrimos al espíritu, podemos experimentar un tipo de conexión que trasciende lo físico y lo material.

El mensaje que me llevo conmigo y deseo compartir contigo es claro: el amor es la clave para resolver cualquier situación. Mi misión ahora es seguir explorando esta verdad y seguir compartiéndola con quienes deseen abrir su corazón para conectar con el poder y la fuerza de su espíritu.

## El Encuentro con la Verdad: Quitándonos las Máscaras

Formamos un grupo con el propósito de acompañarnos en esta experiencia transformadora. Desde el principio, compartíamos nuestras expectativas y emociones durante la preparación. Cada uno llevaba consigo algo único, algo que aportaba a todo grupo. Cuando llegó el momento de nuestra primera reunión, las emociones estaban a flor de piel. Muchos confesaron que sentían miedo, pero yo no. Yo sentía emoción, una sensación de que algo grande estaba por suceder.

Para llegar ahí, nos dirigimos a un bosque en California, a unas tres horas de Las Vegas. Aunque nos habíamos conocido previamente por Zoom, esta sería la primera vez que nos veríamos en persona muchos de nosotros. Era un evento especial, lleno de significados. Cada uno debía llevar comida para compartir, un gesto que me mostró la unión que podemos generar como humanidad y la oportunidad de compartir momentos mágicos que viviríamos juntos.

Dicen que, antes de cualquier experiencia transformadora, suelen surgir obstáculos. Esto no fue la excepción. Muchos tuvieron dificultades para llegar al lugar; algunos incluso se perdieron. Sin embargo, lo maravilloso fue que, a pesar de esas trabas, todos llegamos a tiempo. Cada contratiempo parecía una prueba, un paso más hacia el compromiso con nosotros mismos y con el grupo.

## Quitando las Máscaras

La primera noche estuvo dedicada a un ejercicio profundamente significativo: quitarnos las máscaras. Éramos cerca de 54 personas reunidas en un salón, un espacio sagrado donde las palabras y las emociones fluyeron mágicamente. Nuestra guía nos explicó que este era el momento de soltar las cadenas que nos atan al linaje, esos patrones y creencias heredados que a menudo cargamos sin darnos cuenta.

"No tienes que ser fiel a tu linaje," dijo. Esas palabras resonaron en cada uno de nosotros. Comenzamos a reflexionar sobre las cadenas invisibles inconscientes generacionales y culturales que nos atan, las expectativas impuestas, y las máscaras que usamos para cumplir con roles que muchas veces no elegimos.

Cuando llegó mi turno de compartir, me di cuenta de algo de lo que nunca había sido consciente: llevaba puesta la máscara de proveedora. Siempre había sentido que era mi obligación sostener a mi familia, no solo económicamente, sino emocionalmente también. Había destacado en mi vida porque sentía que debía solucionar todo para los demás, asumir la carga de las necesidades monetarias y emocionales de mi gente cercana.

Esa noche, soltar esa máscara fue liberador. Entendí que mi valor no radica en cargar con todo, sino en vivir mi verdad y elegir desde el amor, no desde la obligación. Fue profundamente revelador darme cuenta de que muchos de los presentes llevaban la misma máscara. Nos unía ese peso de sentir que debíamos serlo todo para todos.

## Un Momento Maravilloso de Liberación

Quitarme esa máscara fue como soltar un peso invisible que llevaba en mis hombros durante años. Fue maravilloso ver cómo, en ese espacio de vulnerabilidad y confianza, todos íbamos soltando nuestras propias máscaras, una a una. Nos dimos cuenta de que no estamos solos en nuestras luchas, que nuestras cadenas pueden romperse cuando decidimos enfrentarlas con valentía.

El ejercicio nos dejó a todos con una sensación de libertad y ligereza. Había una energía colectiva de sanación, una conexión tan profunda que nos ayudó a reconocer que detrás de cada máscara hay una verdad que merece ser reconocida plenamente.

Esa noche fue solo el comienzo de un viaje transformador, pero el impacto de soltar esa primera máscara se quedará conmigo para siempre. Me enseñó que no estoy atada a roles impuestos, que puedo elegir mi camino y vivir desde mi autenticidad, dejando atrás el peso de lo que no me pertenece.

En la cultura latina, es común encontrar la creencia de que los hombres deben tener el dominio y las mujeres asumir un papel sumiso. Estas ideas están tan arraigadas que, sin darnos cuenta, cargamos con ellas como si fueran máscaras inevitables. Durante el retiro, este concepto se exploró profundamente, permitiéndonos reflexionar y liberar estas limitaciones.

Una de las actividades más significativas fue justamente el ritual con la canción "Abuelito Fuego". La música durante todo el retiro jugó un papel esencial, no solo como un acompañamiento, sino como una herramienta poderosa que nos transportaba a otra dimensión. Cada nota parecía llevarnos más cerca de nuestra esencia, ayudándonos a conectar de una manera más profunda con nuestras emociones y nuestra energía interior.

Es allí donde escribimos en un papel todas nuestras cadenas emocionales y mentales, todo aquello que nos ata y nos limita. Frente al abuelo fuego, en un acto simbólico, le ofrecemos la responsabilidad de quemar esas cadenas y liberarnos de ellas, permitiendo que desaparezcan no solo físicamente, sino también de nuestra mente y en nuestro corazón.

Ese ritual se lleva a cabo alrededor de una fogata. Ver las brasas consumir el papel es un acto profundamente simbólico. Mientras las llamas lo transforman en cenizas, sentimos cómo nuestras cargas y cadenas se disuelven. Es un momento de liberación, donde el fuego no solo destruye, sino que purifica, cerrando ciclos y creando espacio para la renovación.

Entendemos que la mente siempre busca significados, y al observar cómo el fuego consume esas cadenas, reconocemos que ya no forman parte de nosotros. En ese momento de transformación, el fuego actúa como un elemento purificador, ayudándonos a soltar y avanzar. El abuelo fuego, símbolo esencial de este ritual de liberación, nos guía en este poderoso proceso de sanación y renovación, recordándonos que el acto de soltar es el primer paso hacia la verdadera libertad.

Mientras quemábamos nuestras máscaras, repetíamos palabras cargadas de intención, guiados por nuestra facilitadora. Fue un momento mágico y especial. Decir en voz alta "ya no soy esta persona" mientras sentíamos cómo nos liberábamos de las etiquetas y roles que ya no deseábamos llevar, fue absolutamente transformador.

## La Purificación con el Kambó

Al día siguiente, nos citaron temprano en la mañana, en ayunas, para participar en el ritual del "Kambó". Este proceso implicaba beber grandes cantidades de agua para ayudar al cuerpo a eliminar toxinas. La guía nos explicó que, al tomar el Kambó, el vómito serviría como un medio de limpieza física y energética, eliminando no solo las impurezas del cuerpo, sino también las energías y emociones estancadas.

El Kambó es una medicina ancestral extraída de una rana amazónica. Con mucho amor y cuidado, nos aplicaron tres pequeños puntos en la piel, utilizando un palito caliente para abrir espacio a la medicina. Sentí un ligero zumbido en mis oídos y un calor recorrer mi cuerpo. En un instante, vi pasar un águila en mi mente. Fue una experiencia mística, como si esa ave majestuosa representara mi libertad y la limpieza que estaba a punto de experimentar.

En cuestión de 10 a 15 minutos, el Kambó empezó a hacer efecto. Mi cuerpo respondió con vómito, un proceso intenso, pero profundamente liberador. En cada expulsión se sentía como una limpieza interna, no solo física, sino también emocional. Al finalizar, sentí una ligereza que nunca había experimentado antes, una sensación de renovación integral en mi cuerpo.

## Una Experiencia Individual y Colectiva con las plantas Ancestrales

Es interesante cómo cada persona tiene una experiencia única con el Kambó, con la Ayahuasca y con los rituales ancestrales. Algunos no sienten casi nada, mientras que otros viven momentos de transformación más profunda. En mi caso, el Kambó me conectó con una sensación de claridad y ligereza que llevaba mucho tiempo buscando.

A medida que avanzábamos en el retiro, entendí que estos rituales no solo son herramientas para liberar, sino también para reconectarnos con nuestra verdadera esencia. La combinación de música, tambores, ceremonias y medicina ancestral nos ayudó a soltar las cargas que ya no necesitábamos y a dar espacio a una versión más auténtica de nosotros mismos.

Este viaje no solo me permitió sentirme más ligera físicamente, sino también espiritualmente. Fue una experiencia que dejó una huella imborrable en mi ser, recordándome el poder de soltar para abrirme a una vida más pura y auténtica.

Sanación Interior y Conexión con el Espíritu

Después de nuestra experiencia con el Kambó, nos reunimos para comer. Antes de empezar, nos enseñaron un ritual que consistía en frotar las manos, colocarlas sobre los alimentos y llenarlos de intención. "Intenciono estos alimentos para que nutran mi cuerpo y mi espíritu", repetimos juntos. Este sencillo acto nos muestra la importancia de ser conscientes y agradecidos con lo que consumimos, conectando con la energía de los alimentos en una manera más profunda.

El siguiente ejercicio nos llevó a un espacio de mayor introspección: sanar a nuestro niño interior. Con una vela encendida frente a nosotros, nos pidieron visualizar a nuestros padres, colocarnos frente a ellos en nuestra imaginación y mirarlos desde la empatía y la compasión. Fue un momento revelador.

Vi a mis padres en su tiempo de cuando eran niños, ambos rotos por sus propias historias de vida. En sus rostros se podía ver el abandono y el dolor. Mi padre, quien fue adoptado, y mi madre, quien quedó huérfana desde niña. Los vi en su vulnerabilidad y en su inocencia. Por primera vez, pude verlos no solo como mis padres, sino como seres humanos que también habían sufrido. Los vi con todo su sufrimiento, y desde ese lugar, pude decirles desde mi corazón: ¡Gracias! "Hicieron lo mejor que pudieron conmigo y con mis hermanos". Fue un evento profundamente sanador. Abracé a mis padres y les dije que los amaba. Fue un instante de profundo amor, conexión, perdón y empatía.

También realizamos un ejercicio con cuarzos, que simbolizan la energía y la conexión con la naturaleza. Bendijimos los cuarzos con nuestras intenciones y nos dejaron la tarea de enterrarlos como una forma de devolver a la tierra lo que nos da. El mensaje fue muy claro: para recibir más de la madre tierra, debemos aprender a cuidarla y a honrarla.

## Conexión a Través de la Danza y el Canto

Realizamos otro ejercicio muy especial que nos llevó a conectar con los demás asistentes a través de la danza y el canto. Al ritmo de una canción sanadora, entonábamos: "Que el gran espíritu te dé paz, paz en todo lo que venga y en todo lo que vendrá". Mientras cantábamos, nos mirábamos a los ojos, logrando una fuerte conexión uno a uno. Fue increíble sentir la vibración de cada persona, como si nuestras almas se reconocieran.

A través de las miradas y los movimientos, percibí una energía poderosa que nos unía como hermanos en esta experiencia. Nos dimos cuenta de que, aunque todos éramos diferentes, compartíamos el mismo deseo de sanación y de conexión.

## Conexión a Ciegas: Identificando Energías

Un ejercicio que me pareció muy significativo fue cuando nos pidieron que nos cubriéramos los ojos con una máscara, para poder conectar con los demás sin vernos. Nos tomábamos de las manos, compartíamos nuestras intenciones de estar ahí, y decíamos, por ejemplo, en mi caso: "Soy mujer, mi nombre es Sandra, y estoy aquí con la intención de conectar con mi espiritualidad". La otra persona respondía con afirmación: "Así será".

Fue profundamente conmovedor conectar varias veces con las mismas personas, como si nuestras energías estuvieran en sintonía. Entendí que atraemos a quienes vibran en nuestra misma frecuencia. Las conexiones que se formaron en ese momento iban más allá de las palabras; eran verdaderamente encuentros del alma.

## Un Viaje Transformador

Este proceso no solo me ayudó a sanar heridas profundas, sino que también me mostró el poder de la conexión humana. Me enseñó a mirar con mayor compasión a mi prójimo, a honrar la naturaleza y a valorar cada interacción como un regalo. Al conectar con otras personas desde la autenticidad y la intención, descubrí que, aunque nuestras historias son únicas y muy personales, nuestras búsquedas son las mismas: paz, amor, prosperidad y sanación.

## El Encuentro con Ayahuasca: Sanación y Conexión Profunda

Todo lo anterior que te he venido compartiendo fue parte de la preparación para recibir la ayahuasca, la reina de la noche, conocida como "la Abuelita". Después de la intensa jornada de actividades y rituales, nos dieron un descanso de dos horas para dormir. Estaba agotada, pero sabía que necesitaba descansar para estar completamente preparada para la experiencia que estaba por venir.

Al despertar, me sentí más tranquila. Nos dirigimos al salón donde se llevaría a cabo la toma. El ambiente estaba impregnado de magia; la música que al principio me había parecido extraña ahora tenía un propósito claro. Era como si esas canciones hubieran sido creadas para abrir puertas hacia otras dimensiones.

Nuestra guía, Luz, nos recibió desde un principio con su sabiduría y con palabras que traían paz a nuestra alma. Nos explicó que era importante ser cuidadosos con quién y cómo se realiza esta experiencia. No todos los guías trabajan con respeto hacia las plantas ancestrales. Ella, formada por los incas de Perú, honra profundamente estas medicinas, considerando que cada tipo de ayahuasca tiene su propósito, desde la que abre el corazón, como la del amor, hasta la que conecta con energías poderosas como la "pantera negra". Ella cree firmemente que cada medicina tiene un espíritu y una misión específica, y que, al usarlas con respeto y propósito, se puede acceder a una sabiduría ancestral que nos guía hacia la sanación y un autoconocimiento más profundo.

## La Primera Toma: Conexión con el Linaje Familiar

Nos acomodamos en nuestros tapetes, y Luz explicó cómo se realizarían las tres tomas. Si después de 30 minutos no sentíamos nada con la primera, nos darían una segunda dosis. "No te duermas", nos sugirió. A pesar de la música envolvente que me arrullaba, traté de mantenerme consciente.

Antes de la primera toma, mi amigo Carlos me dijo: "Piensa en tu abuelita". Así lo hice. Cuando tomé la ayahuasca, me conecté profundamente con mi abuelita Trinita, quien había recibido a mi padre en adopción. Sentí como si estuviera con ella nuevamente en su pequeño cuarto, que siempre olía a café. Recordé con detalle cómo, cuando nos quedábamos con ella, nos despertaba el aroma a café y nos recibía con pan.

En mi viaje, de repente me encontré en Tula Hidalgo, el lugar donde vivió mi abuelita. Vi los gigantes de Tula y luego la casa de su hermano. Fue como estar físicamente ahí. En medio de esta experiencia, sentí la presencia de mi hermano que falleció. Aunque no lo vi, lo percibí ahí, tan cercano, que comencé a hablar con él. Me sentí conectada y acurrucada por él de una manera que nunca antes lo había experimentado. Sentí una profunda nostalgia al conectar con mi hermano.

Fue un momento profundamente especial y significativo para mí. Le dije cuánto lo amaba, cuánto lo extrañaba y cuánto me había dolido la forma de su partida. En ese instante, experimenté un regalo para mi alma: la oportunidad de reencontrarme con él en este encuentro de almas. Fue una experiencia maravillosa y de un valor incalculable para mi corazón.

## Los Animales del Espíritu: Águilas, Lobos y Osos

A medida que la experiencia avanzaba, comencé a ver imágenes de ojos, primero los de una serpiente y luego los de un águila. Los ojos del águila eran tan nítidos que sentí como si nos quedáramos mirando fijamente. De repente, tuve la sensación de estar dentro del águila, volando, con el aire golpeando mi rostro. La libertad que sentí en ese momento fue indescriptible.

Luego, mis ojos se encontraron con los de un lobo. Fue una conexión profunda e indescriptible, como si a través de su mirada pudiera ver reflejada mi propia fortaleza interior, esa fuerza que a veces olvidamos que tenemos. Poco después, apareció un oso, imponente y majestuoso, cuya presencia irradiaba una poderosa sensación de protección y seguridad, como si me recordara que, incluso en los momentos más difíciles, estoy resguardada por algo más grande que yo.

Cada visión era interrumpida por una voz suave pero firme que me decía: "Despierta". Era como si el espíritu de la ayahuasca no permitiera que me perdiera en un solo momento, llevándome de una experiencia a otra para mostrarme diferentes enseñanzas.

## Sanación Familiar y Conexión Profunda

En otro momento del viaje, vi a mis hijos, Nathan y Kasandra. La imagen de Kasandra me trajo un profundo sentimiento de pena. Siempre he sentido su dolor relacionado con su padre. A pesar de todo el amor que ella tiene hacia él, sé cuánto sufrió por su ausencia. En su momento, para mí fue doloroso darme cuenta de que, aunque intenté ayudarla, ella no deseaba asistir a terapias, sin embargo, en ese instante comprendí algo importante: cada uno tiene su propio camino de sanación, y aunque como madre deseaba aliviar su carga y guiarla, ella necesitaba encontrar su propio ritmo y momento para sanar.

Me di cuenta de que mi papel no era forzar, sino estar presente, ofrecerle amor incondicional y apoyo cuando estuviera lista. Ver su imagen durante el viaje me llenó de una mezcla de tristeza y esperanza; tristeza por su dolor, pero esperanza de que, algún día, encuentre su propia manera de reconciliarse con esas heridas. Fue un recordatorio de que el amor no siempre puede curar directamente, pero sí puede acompañar y fortalecer.

En esta experiencia entendí también, que el tiempo, el amor y la aceptación son herramientas de sanación poderosas. Vi cómo el espíritu de la ayahuasca me mostraba las conexiones que aún tengo que fortalecer, tanto con mis hijos como conmigo misma.

La ayahuasca me llevó a través de emociones profundas, recuerdos significativos y visiones que jamás pensé experimentar. Fue un viaje de sanación, liberación y conexión espiritual muy significativa, que me ayudó a encontrar respuestas y claridad en aspectos de mi vida, que llevaba tiempo cargando.

Desde la mirada penetrante del águila hasta los lazos que me unen a mi familia, cada instante de este viaje me reveló que la sanación es un proceso profundo, lleno de capas por descubrir y transformar. Entendí que la verdadera libertad no solo consiste en soltar aquello que nos pesa, sino también en perdonar las heridas que llevamos y en aceptar, con amor y valentía, la esencia de quienes somos en nuestra totalidad.

En esta visión en la que vi a mi hija, con todo el amor de mi corazón, le dije: "Hija, quiero que te liberes". Sentí que al pronunciar esas palabras le entregaba un permiso sagrado: el de dejar atrás sus cargas y caminar su propio camino con fuerza y plenitud. Fue un momento transformador, donde entendí que su liberación también era la mía, que, en soltarla, también soltaba las cadenas de mi propio pasado.

En otro momento del viaje, tuve una visión de mi esposo y de mí caminando juntos por una carretera desierta. Comprendí que esta imagen representaba nuestra relación y el camino que estamos construyendo juntos. Aunque la carretera lucía solitaria, no se percibía vacía; estaba llena de calma, serenidad y propósito. El mensaje era muy claro para mí: lo importante no es el destino al que lleguemos, sino el lazo profundo que nos une mientras recorremos este camino juntos.

Durante toda la ceremonia, la música envolvía cada instante con una energía casi divina, como si el universo estuviera susurrando que todo está en su lugar y que cada experiencia tiene un propósito dentro de un diseño perfecto. Cada nota resonaba en mi interior, guiándome hacia una conexión más profunda conmigo misma y con el maravilloso universo que nos rodea y del cual formamos parte importante.

Cuando la sesión llegó a su fin, no lo sentí como un cierre, sino como un inicio. Fue la apertura a un mundo lleno de posibilidades y nuevas experiencias que estaban por venir. Me sentí renovada, con un corazón más ligero y una mente más clara, lista para recibir con gratitud y alegría las maravillas que acompañan al proceso de sanación y autodescubrimiento.

En ese espacio sagrado, la ayahuasca me reveló imágenes que hablaron directamente a mi corazón. Una de ellas fue la mirada penetrante de un águila. Al contemplar sus ojos, comprendí que la verdadera libertad no está en controlar cada aspecto de nuestra vida, sino en aprender a soltar, a liberar aquello que nos pesa. En un instante, me convertí en el águila; sentí el viento acariciando mi rostro y experimenté lo que es volar alto, viendo todo desde una perspectiva más amplia. Desde esa altura, entendí que muchas veces nos aferramos a situaciones, emociones o miedos que nos mantienen atrapados, olvidando que el acto de soltar es lo que realmente nos libera y nos lleva a volar alto.

Mientras tanto, la música resonaba como un guía invisible, marcando cada etapa del viaje. Algunas canciones parecían susurrar directamente a mi espíritu, recordándome que cada experiencia, incluso las más difíciles, tiene un propósito. Cada nota era una invitación a aceptar la vida tal como es, a confiar en que todo, incluso el dolor, contribuye a nuestro crecimiento y evolución.

Al finalizar la sesión, comprendí que este viaje no marcaba un cierre, sino el inicio de algo mucho más profundo. Era como si se hubieran encendido luces en rincones de mi interior que antes permanecían en las sombras. Pude sentir que este era apenas el primer paso de un camino más extenso, uno que me llevaría a explorar una conexión más profunda, a crecer como persona y a fortalecer mi conexión con la esencia misma de la vida.

## Mi Experiencia con el Bufo

Cuando nos reunimos para la ceremonia del Bufo, dividieron al grupo para iniciar. Sabíamos que el efecto de esta medicina puede ser muy rápido e intenso. Observé cómo mi hermano salía después de su turno, y vi las distintas reacciones de quienes ya estaban experimentando el Bufo. Entendí que cada persona tiene su propio camino en esta medicina, y que no todos reaccionan de la misma manera. Algunas personas pueden sentirse incómodas al ver las reacciones de los demás, pero es esencial no dejarse influenciar y permitir que tu experiencia sea auténtica y personal.

Sentía mi boca seca, así que tomé agua mientras observaba al equipo de apoyo entrando y saliendo del espacio. En ese momento, pidieron a dos mujeres que pasaran, y mi amiga Dunia y yo decidimos ir juntas. Aunque seguíamos escuchando y viendo a los demás, me concentré en el propósito de vivir mi propia experiencia plenamente. Sabía que esta medicina ancestral requería apertura y confianza total.

Cuando llegó mi turno, di un jalón profundo a la pipa del Bufo. En ese instante, sentí cómo mi cuerpo se relajaba por completo. Vi el domo sobre mí y una calma indescriptible me invadió mientras me acostaba en el tapete de yoga. De repente, una energía inmensamente poderosa me envolvió, y comencé a balbucear, casi como un mantra: "El poder está en mí, el poder está en mí". No podía contener las lágrimas; me sentía profundamente conectada conmigo misma y con algo más grande.

El llanto se fue disipando poco a poco, dejando espacio para un suspiro de alivio, como si todo lo que había cargado durante tanto tiempo se hubiera liberado. Estaba profundamente emocionada, y al salir de la experiencia, vi a mi hermano esperándome. Nos abrazamos, y sentí que todo había cobrado sentido.

El mensaje que recibí fue muy poderoso: El poder siempre ha estado en mí. Esa frase resonó en mi alma, como un recordatorio de mi propia fortaleza y mi capacidad para transformar mi vida. Fue una experiencia maravillosa que cerró con un símbolo significativo: el águila. En las tres medicinas que he experimentado, el águila siempre ha estado presente, acompañándome y guiándome como un espíritu protector.

El Bufo, como otras medicinas ancestrales, nos invita a mirar hacia adentro, a conectar con nuestras raíces y con nuestra esencia. Cada experiencia es única, pero todas tienen el potencial de enseñarnos algo valioso. En mi caso, me recordó que la fuerza, el amor y la claridad que busco no vienen de afuera; ya están dentro de mí. Y eso es algo que llevaré conmigo para siempre.

La ayahuasca no solo me ayudó a ver mis relaciones desde una perspectiva más amorosa y compasiva, sino que también me permitió conectar con mi propósito. Entendí que cada paso que doy, cada decisión que tomo forma parte de un viaje espiritual más grande.

Esta experiencia me enseñó también que todos llevamos cargas que, aunque no sean visibles, afectan nuestra manera de vivir y amar. Pero también me mostró que, al enfrentarlas y sanarlas, nos liberamos y nos transformamos en versiones más auténticas de nosotros mismos.

Hoy, veo hacia adelante con gratitud y esperanza, sabiendo que la sanación es un proceso continuo. Estoy lista para seguir aprendiendo, para explorar las dimensiones más profundas de mi ser y para compartir con los demás el amor y la paz que encontré durante este viaje transformador.

Luz nos dijo que con el pasar de los días recibiríamos más revelaciones, y así ha sido. he seguido recibiendo revelaciones profundas. Unos días después, tuve la impresión de reflexionar sobre mi negocio de coaching y mis programas personalizados, y una pregunta resonó en mi interior: ¿Qué harías si algo te pasara? También sentí la necesidad de decirle a mi hermano que la vida es corta, un recordatorio que nació de lo más profundo de mi alma.

Siento una emoción inmensa al recibir estos mensajes en mi interior, como si mi alma estuviera siendo guiada. La paz que estoy experimentando, esa aceptación de los procesos de la vida es algo que me llena profundamente. Aunque no es constante, la mayoría del tiempo logro aceptar lo que viene con una serenidad que no había sentido antes. Me doy cuenta de que estoy accediendo a una paz interior que estoy disfrutando inmensamente.

Alcanzar esta armonía espiritual ha sido un regalo indescriptible. Aprender a estar presente en el momento me ha brindado una perspectiva renovada y me ha enseñado a valorar cada instante de la vida. Recuerdo una caminata reciente con mis perritos, donde me detuve a contemplar unos agaves majestuosos. Fue un momento simple, pero profundamente significativo. Me permití disfrutarlo por completo, capturando fotos y sintiéndome en completa conexión con la belleza que me rodeaba.

Todo esto está profundamente ligado a la consciencia. Este camino de aceptación y atención plena me ha reconectado conmigo misma y con el mundo que habito. Ahora, cada paso se siente más auténtico, y cada instante, más valioso. Es como si al soltar el peso del pasado, pudiera finalmente abrazar la vida con gratitud y plenitud, disfrutando no solo de lo que soy, sino también del presente que construyo día a día.

Al reflexionar sobre todo lo que he vivido, me doy cuenta de que cada experiencia y preparación en mi vida han sido fundamentales para llegar hasta aquí. Sin embargo, al sumarle la experiencia transformadora con la abuela Ayahuasca, he accedido a un nivel más profundo de conciencia.

Este viaje no solo me permitió valorar aún más lo que he construido, sino también abrirme a nuevas dimensiones de entendimiento que antes no había contemplado. Es un recordatorio de que la vida siempre tiene más para mostrarnos si estamos dispuestos a explorar, a aprender y a permitirnos estas maravillosas experiencias que nos elevan y expanden nuestra percepción.

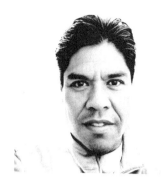

# CAPÍTULO 7
## DESDE EL DOLOR HASTA LA LUZ: MI CAMINO DE SANACIÓN CON LA AYAHUASCA

*Testimonio de Adrián Cruz*

Hace algunos meses, mientras veía un podcast de Nayo Escobar, me encontré con Luz Aurora como invitada. En ese momento, no mencionaron nada sobre ceremonias, pero su historia me pareció increíblemente inspiradora. Poco después, empecé a escuchar sobre la Ayahuasca a través de las redes sociales. No sabía mucho al respecto, pero me intrigó el concepto de estas medicinas ancestrales que te ayudan a conectar con tu alma y tu espíritu. Pensé: Esto suena interesante. Entonces, decidí investigar más y comencé a ver documentales, incluso en plataformas como Netflix.

Uno de los documentales hablaba de un chamán peruano que explicaba que estas plantas deben ser tomadas con mucho respeto y siempre bajo la guía de personas calificadas. Él decía que la Ayahuasca no es algo que buscas, sino algo que te llama cuando estás listo. Esa idea me pareció curiosa, pero no estaba seguro de que fuera cierta. Sin embargo, más adelante volví a ver a Luz Aurora en redes sociales, y descubrí que estaba organizando retiros de Ayahuasca. Me emocioné al reconocerla como la misma persona del podcast, y me dije: Me encantaría vivir esta experiencia algún día. Vi que realizaba retiros en lugares como Chicago y el Monte Shasta en California. Cuando revisé, me di cuenta de que Shasta estaba a unas ocho horas manejando desde donde vivo, pero lamentablemente ya no había cupo.

Al no encontrar espacio en sus retiros, busqué ceremonias en mi área y encontré a alguien en Los Ángeles que organizaba eventos similares. Le envié un mensaje, y me mandó la información sobre fechas y precios. Pero justo antes de confirmar, algo me detuvo. Me di cuenta de que, en el fondo, mi deseo era asistir a un retiro guiado por Luz Aurora. Abrí mi celular para pensarlo y, para mi sorpresa, lo primero que apareció fue un anuncio de un retiro en Los Ángeles dirigido por ella. Me quedé viendo la pantalla y pensé: ¿Será este el llamado del que tanto hablan? Decidí no dudar más y me inscribí.

Mientras esperaba el retiro, recordé algo que había escuchado en los documentales: que muchas veces, el llamado de la Ayahuasca surge después de atravesar una experiencia difícil, como la pérdida de un ser querido. Hace un año, mi esposa había fallecido en circunstancias inesperadas. Su muerte me afectó profundamente; ella era mi apoyo, mi refugio, y me costaba adaptarme a una vida sin ella. Sentía que algo estaba fuera de lugar en mi vida, que algo no estaba bien. Por eso, cuando vi el anuncio del retiro, supe que era el momento. Lo tomé como una señal y decidí que estaba listo para esta experiencia única.

Inscribirme fue un paso lleno de emociones y expectativas. Sabía que sería algo completamente diferente a todo lo que había hecho antes, pero estaba dispuesto a enfrentar lo desconocido. Tenía la esperanza de encontrar respuestas, sanar mi dolor y comenzar un nuevo capítulo en mi vida.

Yo creo que esta experiencia fue la respuesta que había estado buscando. Llegar al retiro con Luz Aurora fue algo completamente nuevo para mí, y todo lo que vivimos durante esos días resultó ser increíblemente transformador. Cuando llegué, no conocía a nadie. Había personas que ya habían participado en retiros anteriores y se conocían entre sí, mientras que para mí era mi primera vez. Me sentía nervioso y temeroso, sin saber qué esperar. Sin embargo, desde el principio, la mayoría de las personas fueron muy amables. Cada vez que les hacía una pregunta, me respondían con calidez, haciéndome sentir bienvenido y como si ya formara parte de un grupo de amigos.

La primera actividad que realizamos fue escribir todo aquello que queríamos dejar atrás: apegos, bloqueos, emociones negativas. Lo escribimos en papel con la intención de liberarnos de ello y luego ofrecérselo al "abuelito fuego". Hicimos una oración diciendo: "Querido abuelito fuego, quiero que te lleves esto que he escrito. Libérame de todo lo que ya no necesito y haz espacio para que llegue a mí, por voluntad divina, lo que realmente me pertenece." Fue un momento muy especial y poderoso. Aunque no conocía a nadie, el acto de realizar esta actividad en grupo nos conectó profundamente. Esa experiencia de liberación fue hermosa y sentí como si un peso hubiera sido levantado.

Al día siguiente, nos prepararon para otro paso del proceso. Aplicaron pequeñas quemaduras en la piel con un palito, para luego colocar sobre ellas una sustancia llamada Kambó. Cuando me la aplicaron, sentí un calor intenso. Nos explicaron que era normal experimentar mareo y náuseas, ya que el propósito de este ritual era fortalecer nuestro sistema inmunológico y prepararnos para lo que vendría después. Tal como nos dijeron, empecé a sentir un zumbido en todo mi cuerpo, como si los árboles a mi alrededor se acercaran y se alejaran. Sentí que perdía un poco el equilibrio al intentar caminar hacia el baño, pero dentro de esa sensación inusual, había algo reconfortante, algo que me hacía sentir que estaba en el lugar correcto.

**ESA PREPARACIÓN FÍSICA Y EMOCIONAL FUE SOLO EL INICIO DE UNA EXPERIENCIA QUE MARCÓ MI VIDA.**

Sentía que perdía el equilibrio, algo completamente inusual para mí, ya que nunca me había sentido así antes. Sin embargo, dentro de todo, había una sensación de bienestar inexplicable, como si mi cuerpo y mente estuvieran pasando por un proceso necesario. Después de que los efectos del Kambó comenzaron a disiparse, comimos un poco y, aunque aún sentíamos cierta intensidad en el cuerpo, nos dedicamos a descansar. Más tarde, participamos en una terapia dedicada a sanar al niño interior, y fue en ese momento cuando experimenté un descubrimiento profundamente revelador.

Esta terapia fue un hallazgo enorme para mí, ya que me permitió conectar con las raíces de un dolor que había cargado durante mucho tiempo. Como mencioné antes, la pérdida de mi esposa fue un golpe devastador en mi vida. Estaba muy apegado a ella, y durante la terapia entendí que este apego estaba ligado a heridas de mi infancia. Recordé momentos de mi niñez, especialmente en la secundaria, cuando participaba en los bailables de los días festivos en México. Muchas veces, mi mamá no podía asistir porque tenía que trabajar. Yo veía cómo los padres de mis amigos los apoyaban y los celebraban, y aunque entendía las circunstancias, no dejaba de desear que mi mamá estuviera allí para mí.

Uno de esos recuerdos me marcó profundamente: la última vez que hubo un bailable y mi mamá no asistió, me dije a mí mismo: "No me importa, ya no me importa si viene o no. Me iré con mis amigos y la pasaré bien." Fue un intento de bloquear el dolor, de protegerme emocionalmente. Sin embargo, esa decisión de "ya no sentir" dejó una huella en mí, una que no comprendí hasta que mi esposa falleció. Fue entonces cuando me di cuenta de que mi niño interior aún cargaba con ese dolor, ese bloqueo emocional que me hizo buscar en mi esposa el cariño y la atención que no tuve en aquellos momentos.

No culpo a mi mamá. Sé que hizo lo mejor que pudo, y la respeto profundamente por ello. Pero entendí que mi apego a mi esposa no solo era amor, sino una búsqueda inconsciente de ese cuidado maternal que sentí que me faltó. La terapia del niño interior me ayudó a liberar esa carga emocional y a sanar esa parte de mí. En ese momento, sentí un alivio inmenso, como si una pesada losa se hubiera levantado de mi corazón.

Al finalizar la terapia, nos entregaron una velita para simbolizar esa sanación y conexión con nuestro niño interior. Fue un gesto sencillo, pero muy significativo. Esa noche, mientras sostenía la velita, sentí una paz que no había experimentado en mucho tiempo. Había comenzado a sanar, y con ello, a recuperar partes de mí que creía perdidas.

Cuando llegó el momento de tomar Ayahuasca, sentí un poco de miedo. No sabía qué esperar, era mi primera vez y me preguntaba cómo sería la experiencia. Pensé: "No creo que sea algo malo, hay muchas personas aquí que confían en esto". Comenzamos con la primera toma, pero no sentí mucho, solo una leve sensación que no podía describir. Fue en la segunda toma cuando las sensaciones comenzaron a intensificarse. Empecé a ver ojos, algunos parecían de extraterrestres que venían hacia mí, pero luego se disolvían en figuras geométricas.

Después vi ojos de jaguar y de águila que se acercaban y también se desvanecían rápidamente.

En un momento, parecía que mis pensamientos estaban en una lucha interna. Veía cómo un pensamiento se enfrentaba a otro, y eso me desconcertaba. Decidí dar un paso mental hacia un lado y observar: "Ahí está mi mente peleando con la Ayahuasca, pero ¿por qué se pelea?". Me dije: "No voy a pelear. Esto es parte del proceso", y así dejé que todo fluyera.

Mientras tanto, escuchaba voces y tambores. Sentía cómo los tambores vibraban en mi cara y mi cuerpo reaccionaba a ese ritmo. Me paraba, me sentaba, me volvía a levantar y hasta comencé a bailar, siguiendo la música. En ese momento, mi intención principal era sanar. Quería sanar las heridas de mi niño interior, ese niño que había sufrido y que seguía buscando respuestas.

De repente, una canción comenzó a sonar en mi mente. La letra decía: "Lo he buscado, lo he buscado, y no lo encuentro", y luego continuaba: "Tú tienes el poder, el poder está en ti. No necesitas buscar en otro lugar. Todo lo que necesitas está dentro de ti". Esa canción resonó profundamente en mí. Me di cuenta de que estaba preguntando qué debía hacer para mejorar y la Ayahuasca me estaba respondiendo a través de la música: "El poder está en ti, siempre ha estado ahí. Tú tienes la respuesta".

Mi corazón vibraba intensamente con cada palabra de esa canción, y sentía cómo mi cuerpo se sincronizaba con la energía de la música. Cada vez que tenía una pregunta, la respuesta llegaba en forma de una nueva melodía o un tambor que hablaba directamente a mi alma. Después de la ceremonia, traté de buscar esas canciones, pero nunca las encontré. No sé si fueron creadas en mi mente, si eran parte de mi imaginación o si realmente las escuché, pero sé que en ese momento fueron reales. Esas canciones se convirtieron en mensajes de guía y sanación que nunca olvidaré.

Recuerdo claramente que escuché esos sonidos, entre ellos águilas y lobos, pero lejos de sentir miedo, me transmitían serenidad. La ceremonia comenzó a las ocho de la noche y terminó alrededor de las tres de la mañana, aunque para mí pareció durar apenas una o dos horas. El tiempo pasó increíblemente rápido, como si se desvaneciera en medio de aquella experiencia maravillosa y transformadora.

En un momento, giré de reojo y vi a mi abuela. Había pedido a la Ayahuasca que me mostrara cuál de mis cuatro abuelos era mi guía espiritual. Al voltear, ahí estaba ella, nítida y presente.

Su imagen me llenó de amor y paz. Me dije: "Entonces, tú eres mi guía". Aunque al volver a mirar ya no estaba, su presencia quedó marcada en mi corazón. Saber que ella era quien me acompañaba me llenó de consuelo.

La conexión con la música fue igualmente profunda. Cada canción, cada tambor resonaba en mi cuerpo y me llenaba de respuestas. Sentía cómo mi cuerpo vibraba al ritmo de las melodías, y cada vez que surgía una pregunta en mi mente, la música parecía tener la respuesta. Al final de la tercera toma, todo lo que había escuchado y sentido se unió en una sinfonía de emociones y significados. Cuando la ceremonia terminó cerca de las 4:45 de la mañana, todavía sentía los efectos de la medicina. Aunque mi cuerpo estaba cansado, mi alma se sentía renovada.

Esa mañana, nos prepararon para el Bufo. Era mi primera vez, y aunque estaba nervioso, decidí confiar en el proceso. Nos explicaron cómo inhalar el humo a través de una pipa y nos pidieron que evitáramos toser. Tomé una profunda inhalación, y casi de inmediato mi cuerpo reaccionó. Mis manos se tensaron como si quisieran sostener algo, y aunque no lo recuerdo con claridad, me contaron que parecía que me estaba convulsionando. Lo que sí recuerdo es estar rascando el piso con una energía que no podía controlar, sintiendo una lucha interna mientras todo a mi alrededor se tornaba gris.

De repente, esa oscuridad se desvaneció y apareció una luz brillante, cálida y envolvente. Sentí como si rayos de energía atravesaran mi cuerpo, no para herirme, sino para llenarme de fuerza y vitalidad. Era como si algo nuevo se estuviera insertando en mí, renovando cada célula de mi ser. Miré hacia arriba y vi una luz blanca y brillante que parecía fluir desde el cielo. Extendí mi mano, deseando tocarla, mientras experimentaba una paz indescriptible.

Estábamos en un Yurt con un domo abierto al cielo, y podía ver las hojas de los árboles vibrar con la misma energía que sentía en mi interior. Pensé: "No quiero ir a ningún otro lugar. Quiero quedarme aquí, en esta paz, en este momento perfecto". Nos permitieron quedarnos un poco más de tiempo para integrar lo que habíamos vivido, y aunque fue difícil salir del trance, lo hicimos con gratitud y calma.

Antes de finalizar, recordé el ritual del primer día: habíamos llevado dos cuarzos, uno para enterrarlo bajo un árbol y otro para conservarlo como símbolo de todo lo que habíamos liberado y recibido. Enterré mi cuarzo con intención y guardé el otro como un recordatorio de esta experiencia transformadora.

Ese momento quedó grabado en mi corazón como un renacer. Había encontrado paz, respuestas y una conexión profunda con la vida, la naturaleza y mi propia esencia.

Después de enterrar mi cuarzo en la tierra y guardar el otro como un recordatorio de esta experiencia, sentí una energía increíble en mi interior, como si hubiera recibido una recarga total, aunque incluso me parecía que se habían excedido en intensidad. No fui el único; casi todos los participantes compartían esa misma sensación. Cada uno vivió su propia experiencia única, pero había algo en común: una energía transformadora que nos llenaba de una manera indescriptible.

En los días siguientes, esa energía seguía presente. Nos habían dicho que durante las dos semanas posteriores a la ceremonia continuaríamos experimentando cambios, recibiendo mensajes y entendiendo cosas que antes parecían incomprensibles. Y así fue. Comencé a notar mensajes en los lugares más inesperados: frases en los carros que pasaban, imágenes en los árboles, pequeños detalles que parecían estar ahí especialmente para mí. Recuerdo un ejemplo particular: un amigo, meses antes de la ceremonia, me había invitado a una fiesta temática de superhéroes para su hijo, pero en ese momento no sabía qué usar. Después de la ceremonia, recibí un traje verde que había pedido por internet. Al verlo, me emocioné profundamente. Era como si todo estuviera conectado: el niño interior que había trabajado durante la ceremonia, el traje de superhéroe y el recuerdo de la fiesta. Todo se alineó de una manera mágica.

Esta experiencia me enseñó a prestar atención a los detalles que siempre han estado ahí pero que, en nuestra rutina, solemos ignorar. Antes no tomaba muchas fotos, pero ahora entiendo que lo importante no es solo capturar momentos, sino vivirlos plenamente y estar atentos a lo que nos rodea. La Ayahuasca me abrió los ojos para reconocer las señales que siempre han estado ahí, mostrándome que la gratitud y la conciencia son claves para una vida más plena.

A pesar de lo extasiado que me sentía, también noté que mi percepción había cambiado al interactuar con el mundo cotidiano. Tres días después del retiro, fui al Target y sentí una energía negativa que me abrumó. No quería estar allí; todo me parecía demasiado pesado. Llegué a casa, me puse los audífonos y escuché la música que nos habían puesto durante el retiro. Esa simple acción me devolvió la calma y me ayudó a conectar nuevamente con la serenidad que había experimentado.

Ahora solo pienso en volver a vivir una experiencia como esta. Quería regresar tan pronto como a los 15 días porque sentí que había mucho más por descubrir y aprender. Compartir esos espacios me hizo darme cuenta de cuánto necesitamos desconectar del ruido del mundo y de las tensiones que llevamos sin darnos cuenta.

Al final, nos dijeron algo que me resonó profundamente: "Ahora no recordarán todo, pero con el tiempo, las memorias y la información que recibieron comenzarán a bajar y a encontrar su lugar." Y eso es exactamente lo que ha ocurrido. Cada día sigo reflexionando, entendiendo y agradeciendo más por todo lo vivido. Esta experiencia no solo fue grata y transformadora, sino un regalo que sigo desentrañando día a día.

He comprendido que podemos sanar y que muchas de las cosas que vivimos en nuestra niñez, si no las procesamos, se reflejan en nuestra vida adulta. Esos bloqueos moldean quiénes somos, y a menudo nos dificultan encontrar la felicidad. Muchas veces somos infelices porque no entendemos que necesitamos sanar. Hoy tengo claro que somos dueños de nuestro destino, que somos creadores de nuestro futuro. Si vibramos en negatividad, atraeremos cosas negativas. Pero si comenzamos el día agradeciendo a Dios, con una sonrisa en el rostro, podemos lograr lo que nos propongamos. Es importante recordar que nunca debemos desearle el mal a nadie, incluso cuando otros no nos desean lo mejor.

La gratitud es clave: ser agradecidos con la vida, con los demás y con la naturaleza. También es fundamental ser respetuosos con todo y con todos. Esta experiencia me dejó claro que Dios siempre está presente, cuidándonos, viéndonos, y nunca nos juzga por nuestros errores porque todo forma parte de un aprendizaje. Por supuesto, esto no significa justificar malas acciones, como robar, pero sí nos invita a vivir con nobleza, gratitud y bondad hacia los demás. Al final, ser buenas personas es el camino para estar en paz y bien con nosotros mismos.

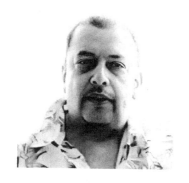

# CAPÍTULO 8
## EL INICIO DE MI BÚSQUEDA INTERIOR CON LA AYAHUASCA: SANACIÓN, CONEXIÓN Y ESPERANZA

*Testimonio de Francisco Peralta*

El llamado para participar en la ceremonia de Ayahuasca llegó a mí a través de mi hermana Sandra. Ella y yo tenemos una relación muy cercana, y fue por medio de sus experiencias que comencé a interesarme en este proceso. Me habló de cómo muchas personas, incluyendo amigos suyos dedicados a las inversiones, bienes raíces y emprendimiento, habían recurrido a la Ayahuasca como una herramienta para conectar consigo mismos y expandir su consciencia.

Para mí, la idea de participar surgió de la necesidad de sanar mi interior. Mi infancia dejó heridas que quiero resolver, y además estoy enfrentando un diagnóstico de Parkinson que recibí hace dos años. Esta enfermedad ha sido un gran reto en mi vida. El proceso de aceptar el diagnóstico fue muy difícil, pero hoy estoy en un punto donde lo he aceptado y estoy comprometido con mi sanación. Tengo fe y confianza en que puedo encontrar respuestas y herramientas para sanar.

Durante el retiro, sentí que no logré conectar como esperaba. Aunque hice la preparación que nos recomendaron, incluyendo una dieta estricta y una lista de instrucciones, mi trabajo me impidió seguirla completamente. Tal vez esto influyó en mi experiencia, pero sé que regresaré mejor preparado para vivirla plenamente.

Antes del retiro, investigué mucho sobre la Ayahuasca. Vi podcasts, leí opiniones y escuché diferentes perspectivas: algunos hablaban de sus beneficios, mientras que otros lo desaconsejaban. Una idea que resonó en mí fue que la Ayahuasca es amor, un amor que transforma y nos lleva a una profunda conexión con nosotros mismos y con Dios. Me di cuenta de que este amor es lo mismo que Jesucristo vino a enseñarnos: dejar atrás los miedos, cambiar nuestra mentalidad y confiar plenamente en el propósito divino.

La experiencia en sí fue única e indescriptible. Aunque había leído y escuchado muchas cosas, nada de eso se comparó con lo que viví. Estar en la ceremonia compartiendo con otras personas fue especial, poderoso, intenso completamente inesperado. La Ayahuasca no es algo que se pueda describir con palabras, es algo que debe vivirse. Cada persona tiene su propia historia y conexión con este proceso.

Durante el retiro, entendí que todos los que asistimos llegamos con un propósito, con algo que sanar, pedir o manifestar. Pensé que era el único que cargaba heridas profundas de la niñez, pero me di cuenta de que no estaba solo. Muchas personas llevan consigo dolores y traumas, buscando curación. Algunos logran sanar, otros se aferran a esas cargas toda su vida, y algunos incluso mueren sin liberarse de ellas.

Esta experiencia me enseñó que, como seres humanos, compartimos muchas heridas y emociones similares, especialmente aquellas que provienen de nuestra infancia. Todos tenemos algo que sanar, algo que liberar, y la Ayahuasca es una herramienta poderosa para comenzar ese proceso. Mi viaje no termina aquí; estoy convencido de que volveré, mejor preparado, con la fe y el compromiso de seguir sanando, encontrándome conmigo mismo y entendiendo el propósito de todo lo que vivo.

Yo no llegué con expectativas. Llegué completamente abierto, con la esperanza de encontrar cómo sanar después de mi enfermedad. Perdí el miedo y estoy dispuesto a participar en cualquier ceremonia que me ayude en este proceso. Entiendo que cada uno vive su experiencia de manera única, pero yo fui con el corazón abierto y sin reservas.

Hay personas que logran conectarse profundamente y otras que no, pero independientemente de eso, cada experiencia es válida y personal. En mi caso, aunque no conecté como me hubiera gustado, disfruté todo lo que viví en ese lugar. La primera noche fue especialmente significativa, ya que tuve la oportunidad de conocer y conectar con las 52 personas que estábamos ahí. En una de las sesiones hicimos un ejercicio llamado "quítate la máscara". Escribimos en un papel todo aquello que queríamos sacar de nuestras vidas: culpas, miedos, traumas, rencores y cualquier carga emocional que habíamos venido arrastrando.

Ese ejercicio me marcó profundamente. Me di cuenta de que, a pesar de nuestras diferencias, la mayoría compartimos los mismos sentimientos y luchamos con problemas similares. Todos llevamos traumas y vivencias que se quedan archivados dentro de nosotros, y los arrastramos día tras día.

Liberarme de esas máscaras fue un acto de sanación. Sentí cómo me despojaba de una carga pesada, cómo me liberaba de angustias que había llevado conmigo por años. Fue una experiencia transformadora, un momento de alivio y ligereza que no olvidaré. Allí entendí que este proceso no solo se trata de sanar físicamente, sino también de liberar el alma y encontrar una paz interior.

Al terminar esa primera ceremonia, me sentí liberado. Entendí que todas las personas que estábamos allí compartíamos el propósito común de sanar, liberar y encontrar una conexión más profunda con nosotros mismos. Sin embargo, esa noche fue físicamente desafiante para mí. Sentía un frío intenso y estaba muy cansado, ya que tampoco había podido dormir bien la noche anterior.

A pesar del cansancio, aproveché el momento para observar las experiencias de otras personas. Escuché sus historias y, al mismo tiempo, pude conectar con muchas de ellas, personas con una vibra positiva y sentimientos genuinos. Fue increíble encontrarme rodeado de gente tan maravillosa, con quienes pude compartir mis propios sentimientos, penas y preocupaciones.

Esa conexión humana me llenó de alegría y gratitud. Saber que en ese espacio seguro podía expresarme y ser escuchado fue una experiencia transformadora. Aunque el cansancio físico seguía presente, emocionalmente me sentí renovado y profundamente agradecido por la oportunidad de compartir y recibir tanto en tan poco tiempo. Esa noche fue un recordatorio de que el proceso de sanación no solo ocurre en nuestro interior, sino también a través de las conexiones significativas con los demás.

Al día siguiente, nos levantamos a las ocho de la mañana y comenzamos la jornada con un ejercicio de limpieza interna. Después de lavarnos los dientes y prepararnos, nos reunieron para realizar un ritual especial. En este ejercicio, nos hicieron tres pequeños puntos en el brazo izquierdo, donde aplicaron una sustancia natural diseñada para limpiar y purificar el cuerpo, especialmente el estómago, preparándonos para la siguiente etapa del retiro. Durante este proceso, bebimos agua para ayudar a eliminar toxinas y purificar nuestro sistema. Fue maravilloso experimentar cómo algo tan simple y conectado con la naturaleza puede ayudar a limpiar nuestro cuerpo y liberar lo acumulado.

Después de esta experiencia, disfrutamos de un desayuno ligero. Cada persona llevó alimentos para compartir, todos saludables y alineados con la dieta estricta que seguimos: nada de carnes rojas, solo frijoles, habas, atún y otras opciones nutritivas. Valoré profundamente la comida porque cada bocado, aunque sencillo, me supo delicioso. Atún, lentejas, frutas y una galleta parecían un festín. Me di cuenta de cómo podemos disfrutar más los alimentos cuando somos conscientes de lo que comemos, aprendiendo a elegir lo que nos nutre y a evitar aquello que puede hacernos daño. Este momento me impactó profundamente, ya que comprendí el poder de la alimentación y cómo influye en nuestro bienestar físico y emocional.

Tras el desayuno, tuvimos un breve descanso antes de reunirnos en un salón acogedor. A pesar del frío, el ambiente era cálido y reconfortante. Nos encontramos en un gran búngalo, donde la energía del grupo y la atención del equipo, liderado por la hermana Luz, fueron extraordinarias. El staff fue amable, servicial y siempre atento, lo que hizo que cada actividad se sintiera especial.

En ese momento, comenzamos a bailar, conectando con la música y con la vibración que esta generaba en el grupo. Fue maravilloso experimentar cómo la energía fluía entre las personas. Me sorprendió darme cuenta de que, a pesar de nuestras diferencias, podíamos encontrar una conexión única a través de la música y el movimiento. Este ejercicio me enseñó que incluso con personas con las que no compaginas de inmediato o que apenas conoces, puedes conectar a un nivel más profundo al permitir que las energías fluyan libremente.

Luego, nos pidieron que usáramos una máscara para cubrir los ojos y realizar otro ejercicio introspectivo. En la oscuridad, buscábamos a otras personas para conectar con ellas desde un lugar más profundo, dejando de lado la vista y confiando en el tacto y la energía. Este momento fue muy especial para mí. Personas que no conocía se acercaron, tomaron mi mano y, al notar que me temblaba debido a mi enfermedad, me dijeron palabras de aliento como: "Todo va a estar bien, no te preocupes, vas a sanar."

Esas palabras, dichas por completos desconocidos, tocaron mi corazón de una manera que no esperaba. Fue un acto de amor y compasión que jamás imaginé experimentar. Me sentí arropado y respaldado, además este ejercicio me recordó la bondad que hay en los demás y cómo Dios nos envía mensajes de esperanza incluso a través de personas que acabamos de conocer.

Agradezco profundamente esos momentos de conexión y apoyo, y reafirmo mi fe en que lograré sanar de la mano de Dios. Este retiro fue mucho más que una experiencia; fue un encuentro con mi esencia, con la naturaleza y con el amor que nos une como seres humanos. Estoy decidido a continuar este camino hacia la sanación y el bienestar.

Creo firmemente que muchas veces arrastramos situaciones estresantes que terminan afectando nuestra salud. En mi caso, el negocio al que me dedico, el transporte, ha sido una fuente constante de frustración y desilusión. Por alguna razón, las compañías para las que trabajamos parecen enfocarse más en cómo pagarnos menos, incluso llegando a abusar de nuestros servicios. Esa realidad me frustra profundamente, especialmente al saber que mi esfuerzo vale más de lo que estoy recibiendo.

Llevo casi 10 años en esta industria, y aunque hay momentos en los que las cosas van bien, las injusticias son una constante. Saber que este sector no está regulado por el gobierno, sino controlado por grandes compañías que imponen sus condiciones, me hace sentir impotente. Esa sensación de desprotección y desvaloración me desmoraliza y se convierte en una carga emocional que he venido arrastrando por años.

Por más que intento no preocuparme, esa preocupación está presente. Y ahora entiendo que ese estrés acumulado, esa frustración diaria, probablemente contribuyó a mi enfermedad. El diagnóstico de Parkinson fue un golpe duro, especialmente porque pasé dos años resistiéndome a aceptarlo. Lidiar conmigo mismo, con mi resistencia al cambio y a la aceptación, ha sido uno de los mayores retos de mi vida.

Conectar con la ceremonia de Ayahuasca fue un momento de claridad para mí. Me trajo luz a mi entendimiento, ayudándome a reflexionar sobre cómo vivir una vida con más esperanza y propósito. Estoy en el proceso de aprender a soltar, a manejar mi estrés y a tomar decisiones importantes que puedan cambiar mi rumbo.

Creo que es momento de reevaluar mi relación con mi negocio y quizás tomar decisiones definitivas para mi bienestar. Este proceso, aunque doloroso, me está enseñando a vivir con mayor paz y a valorar mi salud por encima de todo. La Ayahuasca me ha ayudado a abrir los ojos a las posibilidades de vivir con más luz, esperanza y un enfoque renovado hacia lo que realmente importa en la vida.

Después del descanso que nos dieron tras el baile, nos volvieron a reunir para una experiencia maravillosa: la ceremonia principal con la Ayahuasca. Nos pidieron llevar nuestros sleeping bags para sentarnos cómodamente y nos recordaron la importancia de respetar la experiencia de cada persona. Luz nos enfatizó que no debíamos molestar a nadie en su proceso, ya que cada vivencia es única y personal.

Durante la primera ronda, sentí el cuidado y la atención de las personas a mi alrededor. El muchacho que estaba junto a mí parecía estar al pendiente de mí; me preguntaba si estaba bien y su presencia fue en momentos reconfortante. Me tapé con mi sleeping bag y traté de concentrarme en la música, que era intensa y penetrante. Fue hermoso cómo los sonidos parecían entrar en mí y resonar en mi corazón y entrañas, acompañados por el aroma del incienso que llenaba el ambiente. En un momento, una muchacha comenzó a bailar una danza parecida a una ceremonia india, como si flotara al ritmo de la música. Fue un espectáculo fascinante.

Sin embargo, mientras otros parecían sumergirse profundamente en la experiencia, yo luchaba por conectar. Mi frustración comenzó a crecer, especialmente durante la segunda toma. Me sentía nervioso, como si algo me bloqueara. A pesar de mi esfuerzo por rendirme a la experiencia y abrirme a la abuelita Ayahuasca, sentía que no podía conectar del todo. El tiempo pasó y, cuando me di cuenta, eran las cuatro de la mañana.

Ese momento fue difícil para mí. Me molesté conmigo mismo porque sentía que no había logrado lo que esperaba. Incluso las preguntas de otros sobre mi experiencia me incomodaban, porque no entendía por qué no lograba conectar. Sin embargo, con el tiempo comprendí que esta frustración era parte de mi proceso, un obstáculo interno que necesitaba enfrentar. Decidí que no me daría por vencido. Entendí que la clave estaba en comprometerme conmigo mismo, en aceptar mi experiencia tal como fue y prepararme mejor para la próxima vez.

A pesar de las dificultades, hubo momentos de profunda conexión con las personas que estaban allí. Me sentí arropado y acompañado, algo que agradezco profundamente. Esa calidez humana fue uno de los aspectos más significativos para mí. Esta experiencia me mostró que, aunque no logré conectar como esperaba con la Ayahuasca, conecté conmigo mismo a través de mi frustración, y eso es información valiosa para mi crecimiento personal y espirtual.

Un momento especial ocurrió al final, cuando estaba recogiendo mis cosas para despedirme. Una chica, a quien no había visto antes, se acercó y me detuvo. Me miró con empatía y me dijo: "No sé exactamente lo que estás sufriendo, pero sé que te vas a sanar. Todo va a estar bien." Esas palabras tocaron lo más profundo de mi corazón y me hicieron llorar. Fue como si la vida me enviara un mensaje de esperanza a través de ella.

Me sentí liberado, conectado y profundamente agradecido. Esta experiencia me reafirmó que hay más gente buena que mala en este mundo, y en ese lugar conocí a personas sinceras, sensibles y empáticas que, como yo, cargaban sus propias mochilas llenas de desafíos y luchas personales.

Indiscutiblemente, esta ha sido una de las experiencias más importantes de mi vida. Sé que este es solo el comienzo de mi búsqueda. Este retiro fue el primer capítulo, y estoy convencido de que, con la ayuda de Dios, seguiré encontrándome a mí mismo y avanzando en mi sanación. Estoy listo para lo que viene.

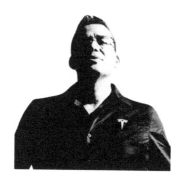

# CAPÍTULO 9
## ELEVANDO MI NIVEL DE CONCIENCIA CON LA ABUELA AYAHUASCA

*Testimonio de Ricardo Ochoa*

Mi esposa y yo llevábamos tiempo trabajando en nuestro desarrollo espiritual. Nos enfocábamos en prácticas como la meditación y ejercicios de respiración consciente. Ella incluso participó en un evento de expansión de conciencia sin medicinas ancestrales, donde vivió una experiencia hermosa. Poco a poco, empezamos a sentir un llamado profundo hacia la Ayahuasca, la cual decidimos llamar cariñosamente "la abuela". Siempre había sentido que existía algo más allá de lo que nos enseñaron nuestros padres, las escuelas y la televisión.

Una vez le pregunté a mi abuela sobre estos temas y su respuesta fue contundente: "No sigas por ese camino porque podrías volverte loco". Aunque en su momento no entendí sus palabras, hoy comprendo que hablaba desde un lugar de temor y desconocimiento.

Durante años, este llamado hacia la abuela quedó latente. Habíamos escuchado sobre las profundas transformaciones que podía generar, pero no se daban las condiciones para el encuentro. Todo cambió cuando, un día mientras caminaba y escuchaba un podcast, sentí una conexión inmediata con un mensaje que hablaba sobre esta medicina ancestral. Fue como si "la abuela Ayahuasca" me estuviera enviando una señal directa. Se lo compartí a mi esposa, y ella, con su apoyo incondicional, me alentó a dar el siguiente paso.

### RECONECTANDO CON MI ESENCIA: EL ENCUENTRO CON LA ABUELA AYAHUASCA

Tras investigar un poco más, descubrí que un retiro con la abuela se llevaría a cabo cerca de mi ciudad natal, Chicago, conocida como la "Ciudad de los Vientos". Aunque inicialmente intenté asistir a un retiro en Monte Shasta, entendí que la abuela tenía otros planes para mí. Como suele suceder antes de algo significativo, comenzaron a surgir resistencias. Experimenté contratiempos, desde problemas bancarios hasta retrasos en mi vuelo por fallas mecánicas. Sin embargo, mantuve la mente abierta y recordé un pensamiento que compartí con mi grupo: "No dejes que nada te detenga en tu camino. Enfócate en tus objetivos y completa cada etapa de tu vida de la mejor manera posible."

Finalmente, llegamos al retiro y todo empezó a fluir. La preparación previa fue intensa, pero necesaria, para recibir las herramientas adecuadas para la experiencia. La ceremonia comenzó el sábado por la noche, bajo la luz de la luna. Después de dos tomas de la abuela, experimenté algo que nunca antes había vivido: una expansión de conciencia que me llevó a explorar las profundidades de mi ser.

Primero, vi imágenes que parecían hologramas de formas geométricas y colores vibrantes. Una de estas imágenes era de Pedro Picapiedra, un personaje de mi infancia que siempre me hacía reír. En ese momento, no entendía por qué aparecía, pero sabía que tenía un significado especial. Luego, me vi a mí mismo como un feto en el vientre de mi madre. Sentía un profundo miedo. Recordé que mi hermana, siendo una niña, había saltado sobre mi madre durante su embarazo, provocando un impacto que me marcó inconscientemente. Por años había guardado un resentimiento hacia ella sin comprender el origen. En ese momento, entendí que fue un accidente y pude perdonarla completamente.

La experiencia continuó con imágenes de mi hermano mayor. Me presentaron recuerdos de momentos que nos habían distanciado. Uno a uno, analicé esas situaciones, las entendí y cerré esos capítulos con amor. Más adelante, vi a mi niño interior. Le hablé con ternura, le aseguré que estaría bien y, entre risas, él me pidió una paleta. Fue un momento mágico de sanación.

La ceremonia fue un viaje de emociones intensas: alegría, tristeza, perdón y amor. Me sentí profundamente agradecido con la abuela Ayahuasca por mostrarme las herramientas para sanar y evolucionar. Desde esa noche, mi vida cambió por completo. Perdí 40 libras porque ahora soy consciente de cómo me alimento y cómo cuido mi cuerpo. Dejé de consumir alcohol sin esfuerzo, me alimento mejor, hago ejercicio y he emprendido nuevos proyectos, como desarrollar mi carrera en el mundo de las inversiones en bienes raíces.

Todos los días me levanto a las 5 de la mañana para correr. Siento una conexión más profunda con mi familia y conmigo mismo. Esta experiencia me ha dado claridad en mis decisiones diarias. Antes, cosas como cuidar mi alimentación o mi bienestar emocional eran un desafío; ahora se sienten como una elección natural y llena de propósito.

También he aprendido a seleccionar cuidadosamente qué información consumo, qué música escucho y con qué personas comparto mi energía. Entiendo que alimentar mi mente, cuerpo y espíritu con lo mejor es esencial para seguir creciendo.

La abuela Ayahuasca no es algo que uno busca; es algo que te llama cuando estás listo para enfrentar tus sombras y sanar. A lo largo del tiempo, la abuela apareció en mi vida a través de personas, videos y conversaciones con amigos que habían vivido encuentros similares. Su mensaje fue claro: estaba listo para este viaje transformador.

Hoy, puedo decir que estoy viviendo desde una conciencia más elevada. Cada día es una oportunidad para ser la mejor versión de mí mismo, para cuidar mi cuerpo, mi alma y mi mente. Este camino no solo me ha ayudado a sanar mi pasado, sino que también me ha dado las herramientas para construir un futuro lleno de propósito, amor y gratitud, y me ha dado la oportunidad de disfrutar también del presente.

# Un Encuentro con la Claridad: Mi Camino con la Abuela

Cuando escuché por primera vez sobre la abuela Ayahuasca, me sentí escéptico. Nunca he tenido contacto con drogas de ningún tipo, y cuestionaba seriamente si esta experiencia sería algo bueno para mí. Sin embargo, las respuestas comenzaron a llegar de maneras inesperadas, como si la vida misma me estuviera guiando hacia este encuentro.

Ahora, después de vivir esta experiencia, puedo decir que me siento más claro y enfocado en lo que realmente importa: en mí mismo, en mi familia y en mi conexión con el entorno. Es como si una venda que cubría mis ojos hubiera caído, permitiéndome ver más allá del mundo material en el que estaba inmerso. Este despertar no solo me ha ofrecido una perspectiva más amplia, sino que también me ha ayudado a encontrar un propósito más profundo en mi vida.

Soy católico y sigo asistiendo a misa, pero ahora mi entendimiento de los mensajes de los evangelios ha cambiado. Siento que estoy recibiendo nuevas interpretaciones, más alineadas con mi crecimiento espiritual. Por ejemplo, el crucifijo, un símbolo que siempre había aceptado sin cuestionar, me ha llevado a reflexionar profundamente. Pienso: si mi padre hubiera muerto en una cruz, ¿realmente querría recordarlo de esa manera? Este cuestionamiento me ha llevado a replantear la forma en que interpreto mis creencias, dándome la libertad de analizar lo que realmente me aporta y lo que quizá solo me ha limitado.

La abuela me ofreció claridad y la oportunidad de cuestionar creencias que antes aceptaba sin pensar. Es como si ahora pudiera ver desde un lugar más profundo, más espiritual, en lugar de operar únicamente desde la mente. Antes de este encuentro, me sentía atrapado, como si diera vueltas en círculos sin llegar a ningún lado. Trabajaba, comía, volvía a casa... pero todo sin un propósito real. Me faltaba energía, ilusión y ganas de salir adelante, como si estuviera esperando que algo mágico viniera a resolver mi vida por mí.

Ahora entiendo que vivir dentro de un sistema que no nos da una salida puede ser una de las trampas más grandes. Ese sistema puede mantenernos estancados, sin ilusiones, atrapados en un ciclo interminable de supervivencia. Sin embargo, lo que he aprendido es que no debemos esperar que alguien más nos dé una solución. Somos nosotros mismos quienes debemos encontrar nuestro camino, nuestro propósito, y tomar la decisión consciente de actuar para cambiar nuestras vidas.

La abuela no es la solución mágica, pero sí una guía amorosa. En mi experiencia, sentí como si me diera un apapacho espiritual, un abrazo lleno de amor que me permitió retirar la venda de mis ojos. Después de ese momento, la abuela se aleja, volteando a mirarte como diciendo: "Buen trabajo, ahora podrás ver mejor para tomar tus decisiones".

Me di cuenta de algo fundamental: no se trata de cuánto sabes, sino de cuánto haces con ese conocimiento. La acción es lo que realmente transforma. Este despertar me ha enseñado que debemos mirar hacia adentro, conectar con nuestro espíritu y cuestionar las creencias que nos mantienen atados a la culpa y a la ceguera espiritual. Al liberarnos de esas cadenas, podemos empezar a vivir con claridad, propósito y plenitud.

Hoy me siento más conectado conmigo mismo, con mi familia y con la vida. Tengo más energía, más ganas de avanzar y una visión renovada de lo que significa vivir con intención. La abuela me enseñó que el cambio comienza dentro de nosotros, y que la libertad y la felicidad están al alcance de nuestras manos, siempre y cuando tengamos el valor de quitarnos la venda y caminar hacia nuestro propósito.

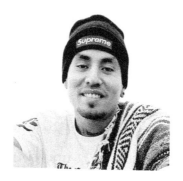

# CAPÍTULO 10
## ENCONTRANDO PAZ Y FELICIDAD
*Rene Arístides Landaverde Campos*

Siempre había sabido de estos temas, al menos desde hace unos ocho años. Sin embargo, mi llamado hacia la ayahuasca llegó en un momento crucial de mi vida, cuando me sentía atrapado en un ciclo interminable de frustración y confusión. A pesar de todos mis esfuerzos por superar ciertos aspectos de mi vida y actitudes, parecía que no podía avanzar. Era como si caminara en círculos.

Un día, mientras navegaba por las redes sociales, vi un video de Luz explicando el poder de la planta de ayahuasca. Hablaba con claridad sobre sus beneficios, las malas interpretaciones y las prácticas inadecuadas que existen alrededor de este conocimiento ancestral. En cuanto la vi, supe que ella sería la guía que necesitaba. Había algo en su manera de hablar, en su energía, que resonó profundamente conmigo.

Empecé a ver los testimonios de personas que habían asistido a sus retiros, y con cada uno conecté de una manera especial. Sentí que Luz tenía las respuestas y la dirección que estaba buscando, no solo para entenderme mejor, sino para encontrar la paz que tanto anhelaba.

Mi vida, en ese momento, estaba llena de caos. Siempre he tenido el deseo de salir adelante, pero no me sentía feliz. Durante años, escuché coaches y vi videos motivacionales que me daban esperanza, pero el efecto duraba apenas una semana antes de volver a caer en los mismos patrones. Sufrí de depresión por más de 13 años y no lograba estabilizarme emocionalmente.

Cargaba una pesada mochila emocional y, al no saber cómo gestionarla, terminaba lastimando a las personas que más me querían. Mi entorno reflejaba mi caos interno. El estrés me abrumaba; me presionaba a mí mismo con demasiadas expectativas, y cuando no lograba cumplirlas, caía en la procrastinación. Esto me frustraba aún más, alimentando un ciclo de culpa y descontento.

Quería hacer tantas cosas que no lograba enfocarme en ninguna. No podía avanzar y sentía que estaba perdiendo a las personas importantes de mi vida. No me sentía bien conmigo mismo, ni con mi trabajo, ni con mi forma de ser. Deseaba independizarme laboralmente, pero los miedos me paralizaban. No solo eran miedos económicos, sino también emocionales, y todos ellos me mantenían atrapado en ese círculo vicioso del cual no encontraba salida.

Cuando vi a Luz, algo cambió. Ella me transmitió una paz que jamás había experimentado, y eso era justo lo que estaba buscando: paz interior. Intuí que, a través de la planta sagrada y la guía de Luz, podría encontrar esa calma que tanto anhelaba. Fue una conexión que no puedo describir con palabras; no era algo que dijo específicamente, ni algo especifico que pudiera señalar. Era la vibración que sentí al escucharla hablar, una energía que me invitaba a confiar en que ella sería mi puente hacia la sanación.

Este encuentro marcó el inicio de un viaje transformador, uno que me permitió mirar hacia adentro, además de encontrar la claridad y la paz que siempre había deseado.

# El Encuentro que Cambió Mi Vida

Vi el enlace a una publicación que hablaba de un retiro en Los Ángeles y sentí que no era casualidad que fuera precisamente ahí, en los Ángeles. Seguí el enlace y reservé mi lugar casi de inmediato. Sabía que este sería un momento importante en mi vida.

La preparación comenzó antes de que alguien me diera instrucciones específicas. Aunque sabía que tendría que seguir una dieta especial, empecé a hacer cambios por mi cuenta. Yo era un consumidor diario de marihuana, pero decidí dejarla. También eliminé las carnes rojas, los azúcares y los lácteos de mi alimentación. Fue como si algo dentro de mí me guiara incluso antes de que Luz, nuestra guía, hablara. Trabajo en un lugar que promueve comida orgánica, así que adopté esa filosofía más seriamente.

Estos cambios me empezaron a dar más energía y claridad. Dejar de fumar fue un desafío, pero lo hice con intención y amor hacia mí mismo. Aunque al principio tuve tres noches en las que no podía dormir, sentía una fe profunda de que todo valdría la pena. Empecé a cuidar no solo mi cuerpo, sino también mi mente, observando mis pensamientos y cómo me hablaba a mí mismo. Por primera vez en mucho tiempo, sentí que estaba haciendo algo bueno para mí con amor y dedicación.

## Nervios y Ansias

Llegó el día del encuentro, y la ansiedad se mezclaba con una emoción que nunca antes había sentido. Estaba nervioso porque siempre he sido tímido y me cuesta relacionarme con grupos grandes. Sin embargo, llevaba conmigo la convicción de que volvería siendo alguien diferente, que este encuentro me transformaría para bien.

Cuando llegué, mis nervios comenzaron a desvanecerse. Conecté con mis nuevos hermanos y hermanas a través de miradas y palabras llenas de sinceridad. Me sentí bienvenido, aceptado, y esa conexión inicial disipó mis miedos.

## El Ritual del Fuego

Esa primera noche, la ceremonia con el abuelito fuego fue profundamente liberadora. Todos llevábamos una carga emocional, pero al sentarnos alrededor del fuego y comenzar a escribir nuestros pensamientos y sentimientos, sentí que podía soltar lo que había estado reteniendo por tanto tiempo.

Al terminar mi ejercicio, me sentí más ligero, menos tenso. Fue como si el peso que llevaba en mi pecho comenzara a desaparecer. Por primera vez, sentí un amor genuino hacia mí mismo, un amor que venía del perdón, de permitirme ser vulnerable y aceptar quién soy. Esa noche, aunque no pude dormir, nunca dejé de conectarme con la intención que me llevó al retiro.

## UNA FAMILIA ESPIRITUAL

A lo largo de esa noche y los días que siguieron, experimenté una conexión profunda con las personas que me rodeaban. Sentí que estaba durmiendo rodeado de familia, personas que compartían el mismo propósito: sanar, transformarse, crecer. Luz, nuestra guía, nos llenaba de seguridad con sus palabras: "Ustedes van a cambiar, van a sanar".

Todos estábamos ansiosos, emocionados por lo que estaba por venir. Aquellos que ya habían tenido experiencias previas nos compartían su entusiasmo, y eso nos llenaba de esperanza. Sabíamos que estábamos allí por algo más grande que nosotros mismos. Esa primera noche marcó el inicio de un camino lleno de descubrimientos y sanación. Me di cuenta de que había llegado al lugar correcto, con las personas adecuadas, y que mi decisión de estar ahí ya era un acto de amor hacia mí mismo.

A partir de ese momento, cada experiencia se convirtió en un paso más hacia mi transformación, un viaje profundo para encontrar la mejor versión de mí mismo. La ayahuasca me enseñó que no estaba solo, que podía sanar y que el cambio comenzaba desde dentro para vivir una vida más plena y conectada.

Al despertar, el sonido del tambor nos reunió. Era como un llamado a reconectar, a centrar nuestras intenciones para el día. Luz, nuestra guía, nos dio las instrucciones para la primera medicina. Escuchábamos atentos, sabiendo que cada detalle era importante. Aunque estaba nervioso porque no sabía qué tan intensa sería la experiencia, me mantuve abierto, sin resistencia, confiado en que lo que debía suceder, sucedería.

## La Primera Medicina

Las indicaciones eran claras: debíamos tomar tres litros de agua en diez minutos para preparar nuestro cuerpo. Todos lo intentamos con la mayor disposición. Después, Luz pasó con un incienso para marcar tres puntos en nuestra piel, donde luego aplicaría la medicina.

Una vez sentado, comencé a sentir cómo un calor se distribuía por todo mi cuerpo, acompañado de una presión en la cabeza. En cuestión de uno o dos minutos, sentí cómo la combinación del agua y la medicina comenzaba a trabajar en mí. Pronto llegó el momento de liberar, y vomité casi un litro de agua. En ese instante, sentí una tranquilidad inmensa.

No fue un proceso que me desestabilizara, al contrario, me mantuvo consciente y enfocado. Fue como si cada expulsión limpiara algo profundo dentro de mí. Sentí que con el primer ritual había despejado mi mente, y con esta medicina, estaba limpiando mi cuerpo.

## Un Momento de Gratitud

En medio de esa experiencia, sentí una conexión profunda con la medicina. Le dije en silencio: "Gracias por limpiarme. Yo solo soy el cuerpo; obra en mí." Observé cómo cada persona vivía su propio proceso: algunos vomitaban más, otros menos, pero todos estábamos atravesando una experiencia única y necesaria.

Después de ese hermoso ritual, me sentí más conectado con la naturaleza. Era como si mi cuerpo y mi mente hubieran sido afinados para sentir todo con más intensidad y claridad. Empecé a percibir la brisa de una manera más vívida, como si el aire me abrazara.

Sentí una necesidad intensa de recibir el calor del sol. Me puse bajo sus rayos, dejando que su energía llenara cada célula de mi cuerpo. Fue un momento de profunda recarga, un regalo directo de la naturaleza.

Más tarde, compartimos el desayuno. Fue un momento simple pero lleno de significado. Después de haber pasado por un ejercicio tan poderoso, la comida se convirtió en algo más que un alimento: era un acto de comunión, de nutrirnos juntos y honrar el proceso que estábamos viviendo.

Esa mañana fue solo el comienzo, pero ya podía sentir que algo profundo dentro de mí había cambiado. Había comenzado a soltar, a purificarme, y a prepararme para recibir todo lo que este viaje tenía reservado para mí.

Después de la primera experiencia, fuimos a comer alimentos ligeros: manzana, fruta, quinoa y agua. Nos pidieron no comer mucho para no interrumpir el proceso de la ayahuasca. Durante la comida, comenzamos a compartir nuestras experiencias. Era como si hablar con los demás nos ayudara a procesar todo lo que estábamos sintiendo. Nos conectábamos de manera más profunda, hablando de cómo el calor invadía nuestros cuerpos, cómo cada sensación parecía unirnos más.

Tras este momento de comunión, nos dieron un tiempo para descansar. Más tarde, retomamos el trabajo interno con una introspección guiada. Luz nos animaba a conectar verdaderamente con nuestras emociones, a reflexionar sobre el motivo que nos había llevado hasta ahí, el propósito detrás de este proceso transformador.

## SANANDO AL NIÑO INTERIOR

Uno de los ejercicios más poderosos fue trabajar en el perdón y la reconciliación con nuestro niño interior. Luz nos guió en una meditación profunda. Nos colocamos antifaces y ella comenzó a hablarnos, llevándonos a visualizar nuestro pasado como si fuera una pantalla de cine.

Nos pidió retroceder en el tiempo, cinco años hacia atrás, y luego otros cinco, hasta que llegáramos a encontrar a nuestro niño de cinco años. Nos pidió recordar qué lo hacía feliz, qué momentos brillaban en su vida, y así conectar con esa esencia.

Para mí, este ejercicio fue particularmente fuerte. No tengo muchos recuerdos felices de mi infancia. Comencé a trabajar desde muy joven, a los 13 años, y siento que mi niño interior estaba muy lastimado.

Ese niño que apareció en mi mente era un niño que siempre fue criticado y juzgado, solo por pensar diferente. Me di cuenta de que no me permití disfrutar mi niñez, de que no me daba regalos a mí mismo porque pensaba que debíamos pagar la luz y el agua. Desde pequeño, fui demasiado consciente de las responsabilidades.

Era el más pequeño de todos mis primos, y me decían que yo era "el chiquito". Desarrollé una dependencia emocional con mi hermano mayor, quien tiene solo dos años más que yo. Siempre quise estar con él, pero mientras crecía, sentí cómo las personas a mi alrededor empezaban a dejarme de lado. Ese rechazo me fue marcando, y por eso bloqueé muchos recuerdos felices de mi niñez; simplemente no me permití disfrutar.

A través de esta meditación, no solo conecté con mi niño interior, sino también con las heridas de mi adolescencia. Me enfrenté a las emociones que había reprimido, al dolor de ser apartado y de sentir que no encajaba. Me di cuenta de que esas experiencias habían moldeado quién soy, pero también de que tenía el poder de sanar.

Este ejercicio fue mágico porque me permitió reconocer a ese niño herido, abrazarlo y empezar a sanar. Comprendí que, aunque mi infancia estuvo llena de desafíos, mi responsabilidad ahora es cuidar de ese niño, ofrecerle amor y permitirle finalmente disfrutar de la vida.

Este proceso de sanación fue un paso gigantesco para liberar años de culpa y autoexigencia, abrirme al amor hacia mí mismo y hacia los demás. Fue un recordatorio de que nunca es tarde para reconciliarnos con nuestra historia y abrazar a ese niño que aún vive dentro de nosotros.

De niño, siempre salía a buscar el pan y el trabajo, pero sentía que se me juzgaba constantemente por ser diferente. No entendía qué esperaban de mí. Mis padres me criticaban porque empecé a fumar y a tomar a una edad temprana, y crecer en una familia profundamente religiosa hizo que todo fuera más difícil. Fui el primero en alejarme de esa religión y siempre buscaba la aprobación de mi padre, pero sabía que el orgullo de mi padre era mi hermano. Esto me dejó con un vacío que cargué durante años.

Cuando hicimos el ejercicio de conectar con el niño interior, me encontré con mi versión adolescente, aquel joven que sentía rechazo y que había abandonado muchas de las cosas que amaba solo para encajar con los demás. Por primera vez, pude conectar con ese niño, pedirle perdón y abrazarlo. En ese momento, me di cuenta de que éramos uno solo. Sentí su presencia, lo perdoné y también me perdoné a mí mismo por las decisiones que tomé en el pasado.

# Reconectando con la Felicidad Perdida

Luz, nuestra guía, me dijo: "Ahora que estás con él, ya no lo abandones". En ese momento, comencé a recordar las cosas que me hacían feliz. Le hablé a mi niño interior y le dije: "Vamos a hacer juntos todas las cosas que quisiste hacer y que no te permití disfrutar". Lloré como un niño, primero de dolor, luego de alegría, y sentí una liberación inmensa.

Esa fue mi primera experiencia de perdón en todo el viaje. Comencé perdonando a mi niño interior, y a través de él, pude empezar a perdonarme por todo el daño que había causado a mis padres con mi actitud. Entendí que, aunque no había sido consciente de muchas cosas, mis acciones habían herido a los demás, especialmente a mi familia.

## Quitándome las Máscaras

En este ejercicio poderoso me di cuenta de que las máscaras que nos ponemos a lo largo de la vida nos limitan y nos impiden ser quienes realmente somos. Yo llevaba la máscara del fuerte porque me sentía juzgado y vulnerable. Esa máscara me protegía, pero también me aislaba. Luego, me enfrenté a otra máscara: la del salvador. Siempre quise ayudar a los demás porque sabía lo que era sentirse rechazado, pero en el proceso, me olvidé de ayudarme a mí mismo.

Quitarme estas máscaras fue doloroso, pero revelador. Aprendí que no puedes salvar a nadie si no te salvas primero, y entendí que ser vulnerable no es ser débil; al contrario, la vulnerabilidad es un acto de valentía y fuerza.

## LA MAGIA DEL PROCESO

La preparación para el retiro y cada uno de los ejercicios fueron esenciales. Aunque al principio no comprendía del todo su importancia, al final todo tenía sentido. Este proceso de sanación no solo me permitió enfrentar mis heridas, sino también descubrir mi poder interior.

Desde la ceremonia del abuelo fuego, la limpieza con el cambo, el trabajo con las piedras sagradas, hasta los ejercicios de empoderamiento y conexión, todo fue un camino hacia la transformación. La música fue un hilo conductor que nos unió a todos. Cantábamos juntos:

"Que el gran espíritu te dé paz, paz en todo lo que venga y en todo lo que vendrá".

A través de cada ejercicio, nos llenamos de amor propio, de energía vital y de conexión mutua. Gritábamos, nos regocijábamos en el hecho de estar vivos y nos abrazábamos con gratitud. Fue un proceso de perdón, no solo hacia los demás, sino hacia nosotros mismos.

Sentí nervios al principio, pero al final, todo ese nerviosismo se transformó en paz. Entendí que estaba vivo, que era capaz de sanar y que podía dejar atrás el peso del pasado. Este viaje no solo me ayudó a sanar mis heridas, sino que me dio la claridad para construir una vida nueva, más ligera, más plena y llena de propósito.

Yo le tengo un profundo respeto a la ayahuasca y a su poder transformador. Siempre busqué sanar, y cuando llegó el momento, le pedí a la abuelita con todo mi corazón que me mostrara lo que necesitaba entender. Fue verdaderamente mágico.

Se llegó la hora de la toma, y ya estando en el lugar nos explicaron que serían tres tomas. En la primera media hora, nos dieron la indicación de no dormirnos para que no se desperdiciara la medicina. Al ofrecérnosla, nos dijeron: "Te la entrego con amor" y nosotros debíamos responder: "La recibo con amor". Con un poco de nervios, tomé la primera dosis junto con agua, me fui a sentar y esperé pacientemente el inicio de mi viaje.

Los minutos pasaban y no sentía nada. Después de una hora, comencé a experimentar una sensación leve y decidí ponerme el antifaz y acostarme. Todo comenzó de forma suave. Lo primero que vi fue a mi tía, luego aparecieron dos máscaras frente a mí. Me llené de curiosidad y le pedí a la medicina que me explicara qué significaban. Fue entonces cuando entendí que una de esas máscaras representaba la "muerte" de las cargas que llevaba encima.

La abuelita empezó a quitarme todos los pesares, todas las críticas que habían estado atormentándome. Me susurraba: "Ya no te sientas mal por eso, eso ya no importa." De pronto, sentí una liviandad increíble, como si todo el peso se hubiera desvanecido. En ese momento, le dije: "Abuelita medicina, muéstrame algo más fuerte."

Ella me respondió con firmeza: "¿Qué quieres que te muestre si no te han maltratado? Nadie te ha hecho daño, nadie ha abusado de ti. ¿Qué buscas?" En ese instante me di cuenta de algo importante: tenía que quitarme la máscara de víctima.

Yo era una persona que reaccionaba desde una posición de víctima, creyendo que todo era más difícil de lo que realmente era. La medicina me dijo: "Suelta eso, no es para tanto. Puedes seguir adelante. No te victimices más." Y cuando le pregunté: "¿Entonces qué hago?", simplemente me respondió: "Disfruta el viaje."

## La Segunda y Tercera Toma: Explorando Mi Esencia

Justo en ese momento, Luz anunció que procederíamos con la segunda toma. Pasaron 5, 10, 15 minutos después de tomarla, pero nuevamente no sentí nada. Miraba a mi alrededor y veía a todos en su viaje, con sus antifaces puestos, moviéndose al ritmo de la música. Algunos ya estaban bailando, y yo seguía sin sentir ningún efecto.

Levanté la mano esperando que Luz me viera, pero no se acercaba. Finalmente, un asistente vino hacia mí y me ofreció la tercera toma. Con la misma entrega, me dijeron: "Te la entrego con amor", y yo respondí: "La recibo con amor."

Esta vez, me puse el antifaz y me acosté nuevamente. Al poco tiempo, empecé a sentir las vibraciones de la música. El sonido del tambor comenzó a resonar en mí, y detrás de mí escuché un lobo aullando. Sentía un llamado a unirme a ese aullido, pero no lo hice.

En ese momento, conecté profundamente con el tambor. Me senté y empecé a moverme suavemente de un lado a otro. De pronto, vi a través de los ojos del lobo. Sentí como si estuviera dentro de él, recorriendo la selva.

De repente, conecté con el águila. Escuché su llamado y sentí que estaba volando. Comencé a mover mis brazos como si fueran alas, y en ese momento "era el águila". Sentí una libertad indescriptible, el viento en mi rostro, la inmensidad del cielo. Mi cuerpo respondía instintivamente, como si estuviera volando de verdad.

Empecé a silbar, y el eco de mi silbido se extendía por toda la selva. Fue en ese momento cuando me di cuenta de algo profundo: siempre he sido una persona solitaria, pero no con tristeza, sino con una paz interna. Me reconecté con esa soledad y descubrí que la disfruto.

Esa noche, después de todo lo vivido, me senté y me acosté nuevamente para seguir en mi viaje. Dos días después, sentí la necesidad de escribir sobre esta experiencia. Fue un momento de introspección, de sanación y de descubrimiento.

La ayahuasca no solo me permitió liberar mis pesares y reconocer mis máscaras, sino que también me ayudó a conectarme con mi esencia. A través del lobo, el águila y la selva, aprendí que la libertad está en nosotros mismos, y que la vida siempre nos invita a volar más alto, pero primero debemos soltar lo que nos ata al suelo.

Este viaje fue más que una experiencia: fue el inicio de una transformación que todavía estoy explorando y que me seguirá guiando por mucho tiempo.

Empecé a sentir una renovación en mi ser, como si me estuviera deshaciendo de las plumas que ya no servían. Conecté profundamente con el águila y, al volar, sentí que había encontrado la libertad de mi espíritu. Por primera vez en mucho tiempo, comencé a sonreír desde el corazón.

Mientras disfrutaba de esta conexión, de repente sentí una vibración negativa. Alguien comenzó a llorar, y su llanto era tan fuerte que interrumpió mi vuelo. Fue entonces cuando desarrollé una especie de visión interior; podía sentir y ver quiénes se levantaban, quiénes se acercaban a consolar a otros, incluso con mi antifaz puesto. Al voltear hacia donde había estado el águila, la vi encorvada y triste.

Dentro de mi viaje, tomé mi piedra de poder, la sostuve con firmeza, y le pedí protección. Decidí seguir volando, dejándome llevar nuevamente por la sensación de libertad.

## Conectando con Mi Abuelita y Mi Mamá

Mientras volaba, una imagen apareció en mi mente: mi abuelita Tere, quien falleció cuando yo tenía 13 años. Sentí como si su espíritu estuviera presente, y comencé a hablarle:

"Abuelita Tere, ¿cómo estás? Gracias por todo, por esos momentos en los que me prestabas tu celular. Gracias por tu amor."

En esa conexión, me permití también decirle lo que siempre había guardado en mi corazón: "Abuelita, no tenías que ser tan dura con mi mamá. Ella hizo lo mejor que pudo."

Sentí como si su espíritu comprendiera, y luego conecté con mi mamá. Con lágrimas en mis ojos, le dije:

"Gracias, mamá, por amarme y por ser una gran madre. Perdóname por no habértelo dicho antes."

Fue un momento profundamente sanador. Cerré este ciclo pidiéndole perdón, y con ello sentí una paz indescriptible.

El Perdón a Mi Padre y Mi Abuelo

Nunca conocí a mi abuelo, y mi padre tampoco tuvo una relación con él. De repente pude conectar con mi abuelo. Al hacerlo, percibí una vibración negativa, como si su espíritu estuviera atrapado en algo. Le dije con determinación:

"Abuelito, te toca salvarte. Libera tu alma, suelta todo lo que te ata."

Luego me dirigí a mi padre. Nuestra relación siempre había sido complicada, llena de silencios y malentendidos. Dentro de mi vuelo, hablé con él desde el corazón:

"Papá, te pido perdón. Entiendo que no sabías cómo abrirte con nosotros, tus hijos. Ya te perdoné hace tres años, y ahora también me estoy perdonando a mí mismo."

En ese momento, sentí que también él había perdonado a mi abuelo. Fue un instante de liberación para los tres. Me despedí de ellos con amor, cerrando el ciclo del perdón. Lo que quedó en mi interior fue una calma que nunca antes había experimentado, una paz completa. Desde pequeño, siempre me costó recordar momentos felices de mi infancia. Cuando tiré mi silbido al viento durante el viaje, algo se activó en mí. De repente, las emociones, imágenes y canciones comenzaron a fluir como nunca antes.

Al silbar, vi la imagen de mi niño interior. Lo encontré y entendí algo que cambió todo: mientras volaba como águila, buscando otra águila, en realidad estaba buscando a ese niño que había olvidado. Fue un momento mágico. Me vi a mí mismo de niño, feliz y libre, silbando al viento. Comprendí que la medicina había cumplido su propósito: devolverme a mi esencia, a esa parte de mí que había dejado atrás.

Este viaje fue mucho más que una experiencia; fue un renacer. Sané heridas profundas, abracé a mi niño interior y entendí que la libertad y la felicidad vienen desde dentro. Al regresar, ya no era la misma persona.

## EL RENACER CON LA ABUELITA AYAHUASCA

La abuelita ayahuasca me guió hacia la sanación que tanto necesitaba, mostrándome que todo lo que busco ya está dentro de mí. Hoy, camino con gratitud y liviandad, sabiendo que he liberado mis cargas y que estoy listo para volar hacia una vida plena.

En un momento del viaje, comencé a sentir que no podía mover ni mis manos ni mis pies. Una sensación extraña me invadió, pero de repente tuve una visión: cargaba un bebé en mis brazos, y supe inmediatamente que ese bebé era yo mismo. Era como si estuviera experimentando un renacimiento. Me sentí un ser nuevo, libre, y ese momento fue increíblemente mágico.

Después de esta experiencia, logré conectar profundamente con mis padres. También hablé con mi pareja, a quien le pedí perdón por los retos que hemos enfrentado juntos. Le dije:

"Gracias por estar conmigo. Te mereces la mejor versión de mí. Te amo y perdóname por no decírtelo más seguido. Pero ya me verás, porque ahora soy un ser renovado."

Fue increíble cómo sentí sus almas presentes. Sentí que ese perdón, tanto el que pedí como el que di, me liberó profundamente.

Más tarde, se me presentó la visión de mi perrita, y entendí cuán conectados estamos con todos los seres que nos rodean, tanto humanos como animales. La abuelita ayahuasca me hizo una pregunta que me transformó:

"¿Qué estás persiguiendo para ser feliz? Tienes a tus padres, a tus hermanos, a tu perrita, un techo, un auto, comida, y un trabajo estable. Entonces, ¿por qué andas corriendo, buscando algo más?"

Esa pregunta fue como una cachetada amorosa. Me mostró que, por estar siempre corriendo detrás de algo más, no estaba viendo la felicidad que ya tenía frente a mí. La medicina me confrontó, me mostró todo lo que poseo y me recordó que la verdadera felicidad no está en lo que persigo, sino en lo que ya tengo.

"Ahí está. Todo lo que necesitas ya lo tienes."

Durante el proceso, sentía la sensación de vomitar, una lucha interna entre dejar ir o aferrarme. La medicina me susurró:

"Si decides sacarme de tu cuerpo, ya no te voy a presentar más miedos."

Comprendí que la clave estaba en enfrentar ese miedo, en no reprimirlo, sino en respirarlo, sentirlo y dejarlo pasar. Poco a poco, la sensación de náuseas se disipaba cada vez que respiraba profundamente.

Hubo un momento en que sentí que mi alma estaba fuera de mi cuerpo. Era aterrador porque podía ver mi cuerpo como si estuviera en otro plano, flotando entre vibraciones de música y colores. Vi un plano superior que sentí como el cielo y, debajo, un lugar que identifiqué como el infierno.

Fue ahí cuando entendí que tenía el poder de regresar a mi cuerpo, que no estaba atrapado. En ese momento, logré reconectar conmigo mismo y volver, sintiéndome más completo. Recuerdo que, durante el viaje, apareció una máscara negra y oscura que me susurraba:

"Vente para acá, aquí está la felicidad."

Pero algo dentro de mí sabía que eso no era verdad. Respondí con firmeza:

"No, por ahí no está la felicidad." Fue un momento de reafirmar mi voluntad, de elegir la luz y el amor en lugar de las sombras.

Este viaje fue mucho más que una experiencia; fue una transformación. Aprendí a soltar, a perdonarme y a perdonar a los demás. Pude ver con claridad lo que realmente importa: las relaciones, el amor, y la gratitud por lo que ya tengo.

La abuelita ayahuasca me mostró que la verdadera felicidad no se encuentra persiguiendo cosas externas, sino en abrazar lo que ya somos y lo que ya tenemos. Desde ese momento, vivo con una paz interior que jamás había conocido y con una conexión renovada con la vida y con mi ser.

Al despertar de la experiencia, sentí una profunda conexión con las personas que me rodeaban. Algunos me dijeron que, mientras estaba en el viaje, parecía estar hablando en un dialecto. Sin embargo, yo estaba seguro de que hablaba en español. Nunca tuve la sensación de haber hablado otro idioma, pero respeté la percepción de quienes me lo mencionaron.

Después de terminar el primer ritual, compartimos un pequeño desayuno que nos ayudó a reponer fuerzas. Decidí quedarme para el segundo grupo, porque sabía que debía prepararme emocional y mentalmente para esta siguiente experiencia con el Bufo. Sentía en mi interior que era un momento clave, y estaba listo para enfrentarlo.

Cuando llegó mi turno, Luz se acercó con la medicina. Me explicó cómo inhalar correctamente:

"Inhala profundamente durante 3 a 4 segundos, tapa tu nariz y traga."

Al seguir sus instrucciones, sentí una incomodidad inicial porque el sabor era muy fuerte. Forcé un poco mi cuerpo, casi resistiéndome a lo que estaba sintiendo, pero Luz me ayudó bajándome la cabeza para calmarme. En ese momento, tomé una decisión interna: Voy a sonreír. Este será el mensaje que le enviaré a mi cuerpo. Con esa sonrisa en mi rostro, algo increíble ocurrió. De repente, perdí la noción del tiempo y del espacio. Luz me preguntó: "¿Ya estuvo, hermanito?"

Le respondí que no, porque aún sentía que algo profundo estaba ocurriendo. Entonces, sin aviso, me invadió una sensación de felicidad inmensa. Era una alegría que no podía contener, y les decía entre risas:

"No me quiten esta felicidad." La medicina, como si hablara directamente a mi alma, me preguntó: "¿Por qué te has resistido tantos años a sentirte feliz?" Esa pregunta me dejó sin palabras. Era como si, por primera vez, enfrentara la realidad de cómo yo mismo había saboteado mi alegría con pensamientos negativos y miedos. Riendo y llorando, iba procesando esa verdad.

La experiencia me llevó a conectar con mi niño interior. Sentí que lo abrazaba, que lo encontraba después de años de haberlo perdido entre responsabilidades y autoexigencias. Fue una medicina para mi alma, un bálsamo que me permitió reconciliarme conmigo mismo.

La medicina me dijo algo que quedó grabado en mi corazón:

"Yo no te voy a mentir como te has mentido tú."

Fue un momento de total honestidad conmigo mismo, una confrontación amorosa que me permitió entender muchas cosas. Sentí que tenía un guardián que me guiaba, mostrándome el amor que había estado evitando durante tanto tiempo. Al final de la sesión, sentí una conexión inmensa con Luz y con todos los que estaban en el grupo. Había una energía de amor y unidad que nunca había experimentado. Me di cuenta de que no estaba solo en mi camino, y que había encontrado una comunidad que me sostenía en mi proceso de sanación.

Si tuviera que resumir esta experiencia, en una palabra, sería "mágica". Fue un viaje de descubrimiento, de liberación y de amor que me enseñó a dejar de resistirme a la felicidad y a abrazar plenamente lo que soy.

Hoy camino con una sonrisa que refleja esa felicidad que por tanto tiempo había dejado de lado, y agradezco profundamente haber tomado esta decisión de sanar con la abuelita ayahuasca.

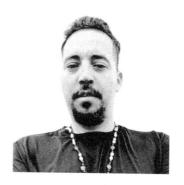

# CAPÍTULO 11
## EXPLORANDO LO DESCONOCIDO:
## MI ENCUENTRO CON LA AYAHUASCA
### *Testimonio de Moisés Ríos Peña*

Hace dos años tuve mi primera experiencia con la ayahuasca, aunque mi acercamiento a ella había comenzado tiempo atrás. Mi hermana me había invitado un año antes, pero, siendo honesto, cuando no entiendes de qué se trata, es difícil captar su profundidad. Nunca había estado expuesto a algo así, y si no lo has vivido, realmente no lo puedes comprender. Recuerdo haberle dicho a mi hermana: ¿qué estás tomando?» le preguntaba: "Estás bien chiflada, o ¿qué te pasa? Pero lo decía en broma, pero también desde un lugar de desconocimiento.

Sin embargo, esta no es una experiencia que puedas forzar a nadie. Es algo que llega cuando estás listo, cuando tu corazón te lo indica. La decisión debe nacer de una corazonada, de un llamado interno, y así fue como finalmente me animé.

Siempre he sido alguien lleno de preguntas, con una curiosidad insaciable sobre lo que está más allá de nuestra comprensión inmediata. ¿Qué sigue después de la vida? ¿De dónde venimos realmente? ¿Qué significa existir? Desde niño, estas interrogantes me han acompañado. Sabemos que hubo un año 1500, un 1800, y podemos rastrear la historia hasta los romanos y más allá gracias a la evidencia que han dejado. Pero ¿y antes de eso? ¿Qué había? ¿Qué viene después?

Una vez, mi hija, que entonces tenía siete años, me hizo preguntas que dejaron huella en mi forma de pensar. Mientras leía la Biblia conmigo, me preguntó:

"Si Dios creó todo, ¿quién creó a Dios? ¿Quién es Él realmente? ¿Dónde vive?"

Me quedé sin palabras, porque incluso con todo el conocimiento que había adquirido a lo largo de los años, esas preguntas básicas seguían sin respuesta. Y aunque la Biblia es una guía importante para muchos, incluyéndome, sentía que no contenía toda la información. Había piezas que faltaban, preguntas que no se podían resolver solo leyendo.

## La Curiosidad que Me Llevó a las Medicinas Ancestrales

Fue a través de las medicinas ancestrales que mi curiosidad comenzó a expandirse hacia nuevas dimensiones. Empecé a reflexionar profundamente sobre cosas que damos por sentadas:

- ¿Dónde vamos cuando dormimos? No lo sabemos con certeza. Nos acostamos, el cuerpo descansa, pero ¿qué pasa con nuestro espíritu?

- ¿Qué ocurre al morir? Entendemos que el cuerpo queda aquí, pero el espíritu, ¿a dónde va?

Estas preguntas son universales, trascienden religiones y culturas. Personalmente, creo que somos espíritus habitando un cuerpo. Nuestro espíritu, posiblemente, ha vivido muchas vidas. Aunque no puedo asegurarlo al cien por ciento, algo de eso se me reveló en mi última experiencia. Incluso se me dio un nombre y apellido de lo que parecía ser una vida pasada. Fue un momento revelador que me hizo cuestionar aún más la naturaleza cíclica de nuestra existencia.

## Mi Primera Experiencia: Un Inicio Intenso

Mi primera ceremonia fue en Houston, y aunque estaba abierto a lo que pudiera suceder, la experiencia fue muy fuerte. Tomé la medicina, y en cuestión de segundos me perdí por completo. Todo lo que recuerdo es que había una muchachita sentada a mi lado, pero lo demás fue un caos en mi interior. Fue algo que, en ese momento, califiqué como horrible.

Poco después, sentí náuseas y me puse de rodillas para vomitar. En cuestión de segundos, perdí completamente la conexión con mi entorno. Era como si hubiera muerto y renacido varias veces. Estaba atrapado en un ciclo de oscuridad, viendo imágenes de destrucción: cuerpos flotando, explosiones, un mundo devastado. Todo parecía interminable.

Durante esa primera experiencia con la ayahuasca, viví algo que nunca imaginé. Literal, sentí que presencié el fin del mundo. Como te decía, vi todo volar: pedazos de construcciones, fragmentos de cosas que ni siquiera quiero describir. En ese momento, una muchachita que estaba cerca de mí comenzó a gritar y parecía poseída. El miedo me invadió, abrí los ojos y de pronto me encontré en el driveway de mi casa. Miraba a mi alrededor y veía pedazos de todo tipo de objetos volando. Sentí una profunda desesperación y le gritaba a mi hermana: "¿Dónde estás?". Más tarde, ella me contó que podía escucharme, como si nos hubiéramos sincronizado. Creo que la planta nos permite esa conexión entre almas.

Durante el viaje, miré hacia arriba y vi una nave espacial gris con luces de colores. Dentro de la nave había dos figuras extraterrestres que me hablaban en un lenguaje desconocido. No entendía sus palabras, pero sentí que la experiencia me estaba ayudando a enfrentar mis miedos. Era como si el viaje me mostrara que el miedo no es más que una trampa de la mente, una sensación que puede dominarte si no la entiendes y superas.

Una semana después, volviendo a casa por una carretera conocida, pasé por un cruce donde sabía que habían fallecido algunas personas en un accidente. Había visto antes los cascos de construcción en ese lugar, como un recordatorio de lo ocurrido. Esa noche, mientras manejaba, vi lo que parecían ser dos almas que se subieron a mi camioneta. Al principio, no entendía qué estaba viendo. Sentía una línea oscura detrás de mí, una sensación inquietante. Fue entonces cuando recordé las palabras de mi hermana, quien me había dicho: "Si llegas a vivir algo así, habla con esas almas y guíalas: diles que se vayan a la luz, que aquí no pertenecen".

Respiré profundo y con el miedo controlado, les hablé: "Vayan hacia la luz, aquí no es su lugar". Poco a poco, la sensación se disipó y entendí que esas almas estaban ahí para mostrarme mis propios temores, para ayudarme a comprender que hay un mundo que no conocemos.

Regresé al cruce días después, con respeto por esas almas que partieron en ese punto del camino. Reflexioné sobre todo lo que había vivido. La experiencia con la ayahuasca y este encuentro me ayudaron a enfrentar mis miedos más profundos y a reconocer que, incluso en medio de lo desconocido, siempre hay una manera de encontrar paz y superación.

Cuando comparto esta parte de mi experiencia, siempre aclaro que la medicina trabaja de manera única en cada persona. La ayahuasca no es igual para todos; depende de lo que llevemos dentro, de nuestras cargas, traumas, y del estado en el que nos encontremos. Para mí, esa primera vez fue un enfrentamiento con mis sombras más profundas.

## LA SEGUNDA EXPERIENCIA: SANACIÓN Y RECONEXIÓN

Aunque mi primera experiencia fue intensa, sabía que debía regresar. Sentía que aún había mucho por descubrir y sanar. En mi segunda ceremonia, algo cambió. La medicina me mostró las heridas de mi niñez, los traumas que había cargado durante años, especialmente relacionados con mi padre.

Crecí sin mi padre; nos abandonó cuando yo era niño. Esa ausencia dejó cicatrices profundas en mí, y aunque creía haberlas superado, me di cuenta de que seguían afectando mis relaciones y decisiones. Durante el viaje, escuché la voz de mi padre. Aunque no lo vi, pude sentir su presencia, y eso me dio la oportunidad de perdonarlo y de perdonarme a mí mismo.

Recuerdo que mi última conversación con él fue tensa. Estaba molesto porque sentía que solo me buscaba cuando necesitaba algo. Luego, mientras estaba en un viaje de negocios, me llamó varias veces durante la semana. No contesté. Pensé: "Quiere algo otra vez, le llamaré el sábado." Esa noche, recibí la noticia de que había fallecido de un ataque al corazón. Ese arrepentimiento, de no haber tomado sus llamadas, me pesó durante años.

La ayahuasca me permitió soltar ese peso, comprender que no había nada que pudiera cambiar y que lo importante era el perdón. Pude reconciliarme con su memoria y aceptar que él también tenía sus propias luchas y limitaciones.

Nueve meses después, sentí la necesidad de regresar. Había aprendido que este viaje no se trata de la comodidad, sino de la sanación. La segunda vez fue diferente. Entendí que la medicina tiene su propio ritmo, y aprendí a confiar en el proceso. A pesar de los retos, comencé a ver los beneficios de enfrentar lo que llevaba guardado.

Volver no fue una decisión fácil, pero sentía que aún había cosas por descubrir. Siempre he sido curioso, buscando respuestas más allá de lo evidente. Desde niño me cuestionaba sobre la vida y su propósito. Crecí en un ambiente religioso; primero en la iglesia católica y después en una cristiana, donde aprendí a leer la Biblia. Conozco el Viejo y el Nuevo Testamento al derecho y al revés, pero incluso con todo ese conocimiento, muchas cosas no tenían sentido para mí.

La Biblia, tal como la conocemos, parece incompleta, y a veces llena de contradicciones y espacios que dejan más preguntas que respuestas muchas veces. Esa búsqueda de entender más sobre la existencia y mi conexión con el universo fue lo que me llevó a prepararme para una segunda experiencia.

La ayahuasca me mostró aspectos de la vida y de mí mismo que nunca habría imaginado. Me enseñó a enfrentar mis miedos y a aceptar lo que no puedo controlar. Aunque el primer viaje fue aterrador, ahora entiendo que cada experiencia, por más intensa que sea, es una oportunidad para crecer, sanar y descubrir lo que realmente somos.

## SEÑALES CLARAS

Este año supe que debía volver. Tenía planes de viajar a Perú o México, lugares conocidos por sus ceremonias de ayahuasca, pero finalmente todo se alineó para que asistiera a un retiro en Los Ángeles. Las fechas coincidieron perfectamente con mi agenda familiar. Mi suegra llegó ese fin de semana, lo que me permitió dedicarme plenamente a esta experiencia. Fue como una señal clara de que debía estar ahí.

## EL LLAMADO INTERNO

Lo que hace especial esta medicina es que no es algo que se pueda explicar fácilmente. Es como tratar de describir un color a alguien que nunca lo ha visto. Tienes que vivirlo para entenderlo. Es un trabajo profundo que te lleva a enfrentar tus emociones, tus miedos y tus verdades más crudas.

Antes de mi tercera ceremonia, algunos conocidos me preguntaron qué opinaba sobre la ayahuasca. Siempre les digo:

"No puedo decirte cómo será para ti, porque la medicina trabaja de manera individual. Lo único que puedo hacer es compartir mi experiencia, pero debes estar preparado para que ella haga su trabajo contigo."

Hoy sigo aprendiendo y sanando. La ayahuasca no es una solución mágica, pero es una herramienta poderosa para aquellos dispuestos a enfrentarse a sí mismos. En cada ceremonia he descubierto algo nuevo sobre mí mismo y mi vida.

Agradezco haber dado el paso, aunque mi primera experiencia fue difícil. Cada sesión me ha acercado más a la persona que quiero ser, y por eso estoy aquí, compartiendo mi testimonio.

Si hay algo que aprendí es esto, es que la verdadera sanación no es fácil, pero siempre vale la pena. Para mí, la ayahuasca no es solo una planta medicinal; es una guía que te lleva a explorar las profundidades de tu ser, a cuestionarte y a encontrar respuestas en lugares donde nunca antes habías mirado.

## Lecciones de Vida y Prioridades

La tercera vez que asistí a una ceremonia fue diferente. Entré con una intención clara: reconectar conmigo mismo y con lo que realmente importa. Me di cuenta de que, en mi obsesión por el trabajo y el dinero, había descuidado a mi familia, a mi esposa y a mis hijos.

La medicina me mostró con claridad que lo material nunca será más importante que los lazos humanos. "Si tienes que comer frijoles y vivir en una casa más pequeña, pero estás con tu familia, entonces eso es lo que realmente importa," entendí.

Esta última experiencia reforzó mis prioridades. Me enseñó a valorar lo que tengo, a dejar de correr detrás de cosas superficiales y a enfocarme en lo que realmente llena mi vida de sentido.

## Lecciones Profundas y Transformación

Después de esa segunda experiencia, algo en mí cambió de forma permanente. Dejé de sentir miedo. Comprendí que, al final, la muerte no es algo a lo que temer, sino una transición. Si después de la muerte no hay nada, ¿por qué vivir con miedo? Y si hay algo más allá, entonces es motivo de curiosidad, no de temor.

La medicina me dio claridad para ver que muchas de las barreras que enfrentamos en la vida provienen de nosotros mismos. En mi caso, había pasado años resistiéndome al cambio, aferrándome al miedo y a las heridas del pasado. Pero la ayahuasca me mostró que soltar esas cargas no solo es posible, sino necesario para vivir una vida plena.

## El Camino Continuo de Aprendizaje

Hoy, sigo buscando respuestas. Acabo de comprar el libro de "Un Curso de Milagros", que me ha llamado a leerlo, sigo explorando nuevas formas de meditación y conocimiento espiritual. Me doy cuenta de que este viaje es infinito. Siempre habrá algo nuevo que aprender, algo más que sanar y descubrir.

Lo más importante que me ha enseñado la ayahuasca es que la vida no es algo que simplemente se vive; es algo que se transforma continuamente. La sanación no ocurre de un día para otro, pero cada paso en el camino nos acerca a nuestra esencia verdadera, libre de miedos y llena de posibilidades.

A través de estas ceremonias, he aprendido que la sanación es un proceso continuo. Aunque creía haber superado mis traumas, la ayahuasca me mostró que siempre hay capas más profundas que explorar. Me ayudó a encontrar claridad en medio del caos, a soltar los miedos y a reconectarme con mi propósito.

Hoy, camino más ligero, con un corazón lleno de gratitud. Mi familia, mis relaciones y mi bienestar emocional son ahora mi prioridad. Y aunque sigo enfrentando desafíos, sé que tengo las herramientas para superarlos y seguir creciendo.

La ayahuasca no solo me ayudó a sanar; me dio una nueva perspectiva de la vida y se volvió en un recordatorio de que la verdadera transformación comienza desde adentro.

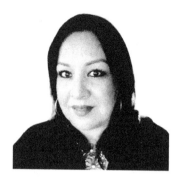

# CAPÍTULO 12
## RENACER DESDE EL ALMA:
## MI CAMINO DE SANACIÓN CON AYAHUASCA

*Testimonio de Claudia Ponce Serratos*

La primera vez que escuché sobre la Ayahuasca fue gracias a mi esposo. Él me mandó un video de una entrevista de Nayo Escobar con Luz Aurora. Al principio, no le di mucha importancia, aunque sabía que su intención era que sanara las heridas de mi infancia, especialmente las relacionadas con mi "niña interior". Miré el video, pero me pareció aburrido y lo dejé de lado. Sin embargo, algo se quedó rondando en mi mente, algo me llamó la atención. Decidí volver a verlo, esta vez con más detenimiento, y terminé viéndolo dos veces ese mismo día. Algo en sus palabras resonó profundamente en mí. Fue entonces cuando le dije a mi esposo que teníamos que buscar dónde y cómo hacerlo.

A pesar de nuestro interés, teníamos miedo por los fraudes y malas prácticas que suelen rodear a estos temas. Investigamos a fondo y contactamos directamente con Luz Aurora. Ella nos informó sobre un próximo retiro en el Monte Shasta, en agosto. Decidimos asistir juntos, y esa primera experiencia cambió nuestra vida por completo. Aunque no fue tan intensa como mi segunda vez, marcó el inicio de un cambio profundo en mí. Al principio, estaba llena de miedo y dudas, pero al conectar con esa paz interna, entendí que la Ayahuasca no solo transforma, sino que también libera.

Algo que me encantó fue que mi esposo y yo vivimos esta experiencia juntos. Si uno de los dos hubiera ido primero, probablemente el otro lo habría juzgado como algo extraño. Pero al vivirlo en pareja, logramos apoyarnos y entendernos mutuamente. Desde entonces, hemos implementado cambios significativos en nuestras vidas, como comer menos carne.

Antes éramos muy carnívoros, pero ahora estamos siendo más conscientes de nuestra alimentación y buscamos seguir mejorando cada día. Este cambio nos ha ayudado a sentirnos más ligeros, tanto física como mentalmente, y a vivir con mayor conciencia sobre lo que consumimos y cómo afecta nuestro bienestar.

Luz Aurora nos explicó la importancia de incluir más productos que provienen de la tierra en nuestra dieta. Nosotros no consumíamos semillas ni estábamos familiarizados con ese tipo de alimentos, pero ahora entendemos lo valioso que es para nuestra salud. Estamos en el proceso de hacer estos cambios, aprendiendo y adaptándonos para cuidar mejor de nuestro cuerpo y nuestra mente.

Este enfoque en la conexión con la naturaleza y el bienestar integral se alinea perfectamente con la importancia de encontrar guías confiables en cualquier camino de transformación personal. Reconozco que es importante elegir un lugar y una guía de confianza, ya que lamentablemente hay quienes monetizan de manera irresponsable estas prácticas. Para mí, Luz Aurora fue la elección perfecta. Su cuidado y dedicación son incomparables. Atiende a cada persona con atención especial, irradiando paz y transmitiendo una tranquilidad que te hace sentir seguro. Por eso, siento que no confiaría tan fácilmente en otra persona para este tipo de ceremonias. Ella y su equipo crean un entorno tan limpio y protector que facilita para nosotros todo el proceso.

Durante el retiro, participé también en la ceremonia del "Kambó", la medicina de la rana amazónica. Luz Aurora nos indicó que trabajáramos con nuestra respiración, que inhaláramos y exhaláramos con conciencia. Seguí sus instrucciones al pie de la letra y fue asombroso lo que sentí. Algo recorrió todo mi cuerpo, una energía que parecía limpiar cada rincón de mi ser. Fue una sensación tan intensa y liberadora que no tengo palabras para describirla.

Con la Ayahuasca, aprendí que no puedes controlar lo que recibes ni cómo lo recibes. Es un proceso que requiere preparación, humildad y una apertura sincera hacia lo desconocido. No es cuestión de suerte ni de expectativas; cada experiencia es única y profundamente personal. Recuerdo sentir una resistencia inicial, una lucha interna con las emociones y recuerdos que surgían, pero a medida que me rendía al proceso, comencé a entender que la medicina te muestra exactamente lo que necesitas ver, aunque no siempre sea lo que esperabas.

En uno de los momentos más impactantes de mi viaje, vi algo que es difícil de describir con palabras: un gigante caminaba de un lado a otro, de dos colores, blanco y negro. Detrás de él había una ciudad hermosa, casi como sacada de una película. A pesar de lo imponente de su presencia, no sentí miedo. Al contrario, sentía una paz inmensa, como si ese gigante estuviera allí para protegerme. Lo percibía no como una amenaza, sino como un guardián que cuidaba la ciudad y aseguraba que nadie pudiera hacerme daño.

Al pie del gigante se alzaban unos edificios y, a lo lejos, se veían colinas suaves que daban al paisaje una sensación de calma infinita. Era como si toda esa escena estuviera diseñada para mostrarme un mensaje: que, incluso en los momentos más difíciles de mi vida, siempre hay una fuerza que me protege y me guía. Esa visión me llenó de seguridad y me recordó que no estoy sola, que hay algo más grande que yo velando por mi bienestar.

Yo no soy de creencias de cosas paranormales, pero un día una persona me dijo algo que me dejó inquieta: que mi hijo tenía muy mala suerte, que había nacido con una sombra negra que siempre lo acechaba. En ese momento, aunque sus palabras intentaban sembrar miedo, mi fe permaneció firme. Siempre dije que Dios es más grande que cualquier cosa que pudiera estar detrás de mi hijo. Mi confianza en esa verdad nunca flaqueó, pero al mismo tiempo, entendí que había algo en mí que también necesitaba ser sanado.

Fue Luz quien me hizo comprender esto con mayor claridad. Ella me dijo algo que marcó un antes y un después en mi camino: "Tienes que sanar tú para que sane tu hijo." Esas palabras resonaron profundamente en mí. Fue entonces cuando entendí que, al trabajar en mi propia sanación, estaba abriendo un camino para liberar a mi hijo de muchos de los retos que él enfrentaba. Y lo he visto. Mi hijo ha cambiado. Ha sanado de tantas cosas, se ha liberado de tantos obstáculos que antes parecían insuperables.

La Ayahuasca me mostró no solo mi propio dolor, sino también cómo mis heridas podían influir en aquellos a quienes amo. Esta experiencia me permitió comenzar a sanar desde lo más profundo, lo que a su vez ha sido un reflejo de cambio y sanación para mi hijo. Verlo superar desafíos y caminar con más confianza me llena de gratitud y esperanza.

Esta experiencia ha reafirmado mi fe, mi conexión con Dios y mi creencia en el poder de la sanación personal. Porque cuando sanamos, no solo nos liberamos a nosotros mismos, sino que también creamos un espacio de sanación para quienes están a nuestro lado.

En mi segunda experiencia con la Ayahuasca, viví algo verdaderamente maravilloso. Pude ver una luz extremadamente brillante rodeando a Luz Aurora, una luz tan intensa que deslumbraba mis ojos. De hecho, no podía verla directamente por lo intensa y brillante que era, pero aun así su resplandor lo cubría todo, llenando el espacio con una sensación de pureza y serenidad. En ese momento, sentí una revelación profunda: siempre hay ángeles cuidándonos y velando por nosotros.

Esa luz no solo era hermosa, sino que transmitía una paz inmensa, como un recordatorio de que nunca estamos solos, de que siempre hay algo más grande y poderoso guiando nuestros pasos en esta vida. Esa luz, imposible de mirar directamente, era como una manifestación divina que irradiaba protección y amor, haciéndome sentir que estaba en el lugar correcto, completamente segura y cuidada.

Comprendí que este poder divino, proveniente de Dios, se manifiesta en formas que no siempre podemos ver. Se refleja en las personas que llegan a nuestra vida en el momento justo, como mensajeros o guardianes que Él mismo envía para protegernos, guiarnos y darnos consuelo. Fue una experiencia que reforzó mi confianza en ese poder invisible que actúa detrás de todo lo que sucede a nuestro alrededor.

Esta experiencia me enseñó a confiar más profundamente, no solo en las personas que Dios pone en mi camino, sino también en la grandeza de ese poder divino que está presente en todo. Sentí que esa luz, esos ángeles, son un recordatorio constante de que no importa cuán oscuro o incierto parezca el camino, siempre hay una fuerza celestial cuidándonos y asegurándose de que estemos en el lugar donde debemos estar.

Mi segunda experiencia con la Ayahuasca no solo fue un encuentro con lo divino, sino también una reafirmación de mi fe y de mi conexión con Dios. Esa luz me mostró que cada persona que llega a nuestra vida tiene un propósito y que, si mantenemos nuestra fe, podemos sentir el amor y la protección divina que nos rodea constantemente.

En mi experiencia con el Bufo, fue completamente diferente, más intensa y reveladora. Me enfrenté a mis propios miedos y demonios internos, a esas fuerzas oscuras que no querían dejarme ir. Fue aterrador por un momento, pero también liberador. Recordé las palabras de Luz: "Donde hay luz, no hay oscuridad". En los momentos más difíciles, llamé a Luz, literalmente y en mi mente, pidiéndole que no me dejara sola. Al final, logré soltar esos miedos. Sentí una paz indescriptible y entendí que había dejado atrás una carga enorme que me atormentaba desde mi infancia.

En uno de los trances, me vi a mí misma como una niña pequeña, llorando, escondida detrás de una puerta después de haber sido abusada. Fue desgarrador, pero también fue el inicio de mi sanación. Me enfrenté a esos recuerdos con valentía y pedí dejar atrás ese dolor. Y así lo hice. Me siento liberada de una angustia que cargué durante años, una angustia que ni siquiera sabía que seguía ahí.

También viví una experiencia espiritual que me conectó con mi familia y mis ancestros. Durante el trance, pedí que se rompieran las maldiciones generacionales y que mis hijos y nietos pudieran vivir en paz, libres de esas cadenas. Salí del retiro con la certeza de que así sería, como dice Luz Aurora: "Así es, así será, hecho está".

Para quienes consideren tomar este camino, mi consejo es que se preparen con dedicación y apertura. Escuchen a los guías, no solo oigan. Hay una diferencia enorme entre oír y escuchar. Esta experiencia requiere entrega y confianza. Para mí, la Ayahuasca no solo fue una sanación física y emocional, sino también espiritual.

Hoy me siento renovada, liberada y profundamente agradecida. A quienes estén listos para soltar sus cargas y sanar, les digo que se atrevan. Es una experiencia divina, única, y transformadora. Nadie me lo contó, yo lo viví, y lo llevaré en mi corazón por siempre.

Hoy, siento que estoy en un camino de lucha y crecimiento personal. Sé que la experiencia con Ayahuasca es solo una parte de mi viaje, y me comprometo a seguir explorando, transformándome y conectando con mi ser más profundo. La luz que vi me guiará en este proceso, iluminando cada paso de mi transformación.

En mi primera sesión de Ayahuasca, llevé conmigo una intención muy clara: desde niña, he cargado con el dolor de haber perdido a mi amiga Gladys en un accidente cuando estábamos en tercero o cuarto grado. Siempre quise sanar esa herida, ese vacío, y había soñado con la posibilidad de encontrarme con ella, aunque fuera en otro plano, para decirle cuánto la quería.

Durante la ceremonia, conocí a una muchacha llamada Angela. Por alguna razón inexplicable, me acerqué a ella cuando mencionó que tenía frío, y yo, que llevaba una chamarra extra, se la ofrecí. Fue un gesto simple, sin pensar mucho más en ello. Esa noche no tuve ninguna visión ni sentí nada fuera de lo común. Sin embargo, como dice Luz Aurora, muchas veces las verdaderas revelaciones llegan después, en sueños o en reflexiones al regresar a casa.

Fue allí, en un sueño, donde sentí la presencia de Gladys. En mi sueño, decía: "Quería verla", y alguien me respondía: "Gladys estuvo ahí contigo". Desperté con una mezcla de confusión y emoción, preguntándome cómo era posible que no la hubiera reconocido. Y entonces, algo dentro de mí hizo clic: la imagen de Angela, la muchacha de la chamarra se alineó perfectamente con los recuerdos que tengo de Gladys. Su cabello, su rostro, su energía... todo coincidía. Era como si Gladys hubiera estado allí cuidándome, en la forma de Angela.

Cuando volví a coincidir con Angela en otro retiro, la abracé con todo mi corazón y le dije: "Gracias por ayudarme a cerrar este ciclo. Ella, sin saber mucho del tema, me respondió que tampoco sabía por qué, pero que sintió la necesidad de estar a mi lado y me dijo: "Ahora entiendo por qué me cuidaste tanto". Fue un momento de profunda conexión y gratitud.

Ese cierre fue un verdadero regalo para mi alma, un recordatorio de que la vida siempre encuentra formas de enseñarnos, de reconciliarnos y de sanar aquello que parecía imposible de sanar. Hoy, al mirar hacia atrás, siento una gratitud infinita por haber tenido la oportunidad de experimentar algo tan profundo y transformador. Gladys y yo, en ese espacio mágico, logramos encontrar la paz que tanto necesitábamos, una paz que resonó en cada rincón de mi ser y me permitió liberar cargas que ni siquiera sabía que llevaba.

Este momento se convirtió en una lección de vida, una que me mostró que la sanación no siempre llega en la forma que esperamos, pero siempre llega en el momento perfecto. La conexión que sentí, tanto con Gladys como con el universo, fue un recordatorio de que nuestras historias no terminan con la ausencia, que los lazos de amor trascienden el tiempo y el espacio, y que las almas que amamos siempre encuentran la manera de regresar a nosotros para completar aquello que quedó inconcluso.

Llevo esta experiencia como un tesoro en mi corazón, una prueba de que el amor, el perdón y la conexión trascienden el tiempo, las palabras y hasta la misma vida. En este testimonio, comparto desde mi experiencia cómo logré cerrar un capítulo con amor, transformándolo en un recuerdo imborrable que guardaré como un símbolo de lo profunda y hermosa que puede ser la sanación cuando estamos dispuestos a recibirla. Este cierre no solo sanó un vínculo del pasado, sino que también abrió la puerta a un presente y un futuro llenos de propósito, gratitud y, sobre todo, un amor que ilumina cada paso de mi camino.

Participar en la ceremonia de la Ayahuasca fue un viaje profundamente transformador, una experiencia que me permitió mirar dentro de mí misma con una claridad que nunca antes había sentido. A través de sus visiones, mensajes y emociones, pude soltar cargas que llevaba desde hace años, sanar heridas que no sabía que aún estaban abiertas, y reconectarme con una parte de mi ser que creía perdida. Esta ceremonia no solo me mostró lo que necesitaba liberar, sino también el poder que llevo dentro para crear una vida llena de propósito y gratitud. Es un regalo que llevaré siempre conmigo, un recordatorio de que, incluso en los momentos más oscuros, hay luz, amor y guía esperándonos para ayudarnos a avanzar.

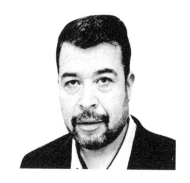

# CAPÍTULO 13
## SANANDO EL NIÑO INTERIOR:
## TESTIMONIO DE SANACIÓN Y
## TRANSFORMACIÓN CON AYAHUASCA

*Por César Aldana López*

Soy César, originario de Magdalena, Jalisco, y el mayor de cuatro hermanos. Desde niño, siempre fui muy curioso y tenía una imaginación que me llevaba a cuestionarme todo. Recuerdo pasar horas frente a una cartulina del sistema solar que hice para la escuela, preguntándome: "¿Qué hay más allá del final? ¿Qué significa la nada?" Esas preguntas sobre el universo y mi lugar en él marcaron mi vida, convirtiéndose en una brújula que me ha guiado a lo largo de mi historia.

Al llegar a la adultez, la vida me puso frente a desafíos que me hicieron tambalear. Mi divorcio fue uno de los golpes más duros; quedé a cargo de mis tres hijos, quienes se convirtieron en mi mayor motor, pero también en una enorme responsabilidad. Trabajo como autoempleado, administrando varios camiones y supervisando las rutas, una labor que demanda largas horas, en las que enfrento desafíos diarios que conllevan un constante estrés.

Durante años, intenté refugiarme en diversas religiones y prácticas espirituales, buscando mantener un equilibrio, pero siempre sentía que algo faltaba, como si una pieza esencial de mi vida estuviera perdida.

Mi segundo matrimonio tampoco ha sido sencillo. Las tensiones y conflictos acumulados aumentaron mi desgaste emocional y mental, llevándome a un punto de quiebre en el que sabía que debía hacer un cambio. Fue entonces, mientras conducía de Utah a casa, que escuché por casualidad un programa que hablaba sobre el Curso de Milagros. Una frase que me detuvo en seco: "Lo que crees, lo manifiestas." Esa simple declaración entro en mi mente profundamente. Era como si esas palabras hubieran estado esperando encontrarme en ese momento preciso. Una chispa se encendió dentro de mí, una sensación de esperanza que hacía tiempo no sentía.

Esa chispa nos llevó a mi esposa y a mí a explorar nuevas formas de crecimiento y sanación. Así fue como descubrimos un retiro espiritual en el Monte Shasta, un lugar cargado de misticismo y energía sagrada. Ahí, por primera vez, tuvimos la oportunidad de participar en una ceremonia de Ayahuasca, conocida como "la abuela". Esta medicina ancestral, utilizada por generaciones para encontrar claridad y sanación, prometía ser una guía para desenterrar respuestas que no había logrado encontrar en ningún otro lugar.

Aquel retiro fue el inicio de un viaje transformador, uno que me llevó a mirar hacia adentro, a enfrentar mis sombras y a encontrar luz en lugares que antes no me atrevía a explorar. La experiencia con la abuela no fue fácil; me confrontó con partes de mí mismo que había evitado por años. Sin embargo, también me mostró la grandeza de mi propia fuerza interior y me recordó que, incluso en los momentos más oscuros, existe la posibilidad de reconstruirse.

Hoy, puedo ver cómo cada desafío, cada caída, me ha llevado hasta este punto de mi vida. La ceremonia de Ayahuasca no solo me ayudó a sanar, sino que me permitió reconectar con mi propósito, con mis raíces y con mi capacidad de crear la vida que deseo para mí y para mi familia. Es un proceso continuo, un camino que sigue desarrollándose, pero uno que ahora recorro con gratitud, claridad, y con un verdadero sentido de esperanza.

La experiencia fue profundamente transformadora para mí. En ese espacio sagrado, rodeado de la naturaleza y conectado con el universo, descubrí algo mucho más grande que las respuestas que estaba buscando: encontré un sentido de paz y claridad que no había conocido antes. Aprendí que las respuestas no están necesariamente en el exterior, sino dentro de nosotros, esperando a ser descubiertas cuando nos atrevemos a mirar más allá de nuestras heridas y resistencias.

El retiro en Monte Shasta y mi encuentro con la abuela marcaron un punto de partida en mi vida. Entendí que la sanación no solo consiste en soltar el pasado, sino también en aprender a abrazar el presente con gratitud y esperanza. Cada una de las dificultades que había enfrentado, aunque dolorosas, cobraron sentido; me habían preparado para llegar a este momento de transformación.

Hoy siento una profunda gratitud. Sé que incluso los momentos más difíciles me llevaron a encontrarme conmigo mismo de una forma que nunca creí posible. Ahora, al mirar hacia adelante, lo hago con un corazón renovado, una mente más abierta y un propósito claro: seguir creciendo, compartir lo que he aprendido y caminar con amor y consciencia en este maravilloso viaje que llamamos vida.

Es mi deseo que cualquier persona que lea este testimonio pueda encontrar una conexión más profunda o vislumbrar una luz al final del túnel. Querido lector, espero que al leer los testimonios que encuentras en este maravilloso libro, puedas hallar una guía y las respuestas que estás buscando. Nosotros compartimos nuestra experiencia desde el corazón, pero sin duda, tú tendrás la tuya, ya sea que decidas hacer Ayahuasca, que ya la hayas hecho, o que simplemente estés en busca de tu propio camino.

Lo más importante es saber que siempre existe un camino cuando estás dispuesto a buscar las respuestas. Mantente en la pregunta y confía, porque Dios y el universo se encargarán de enviarte la respuesta adecuada. Solo tienes que estar atento para recibirla. La vida está llena de enseñanzas, y cada paso, incluso los más difíciles, nos lleva más cerca de la paz y la claridad que buscamos. Espero que estas palabras sean una chispa para tu propio proceso de transformación y sanación.

## El Encuentro con la Abuela

Recuerdo haber llegado al retiro con una mezcla de emociones: dudas, curiosidad y algo de resistencia. En mi mente aún rondaban ideas y expectativas sobre la Ayahuasca. La veía como algo que simplemente "te hacía volar", una experiencia pasajera sin mayor trascendencia. Pero todo cambió cuando observé a las personas que estaban a mi alrededor.

No eran individuos buscando escapar de su realidad, sino personas comprometidas con su crecimiento personal, emprendedores y líderes que deseaban sanar, entenderse mejor y encontrar un propósito más profundo. Al verlos, mi perspectiva comenzó a cambiar.

Antes de la ceremonia, nos pidieron definir nuestras intenciones. Este simple acto de introspección me ayudó a conectar con lo que creía que deseaba: quería convertirme en un empresario exitoso, generar riqueza con facilidad y encontrar estabilidad en mi relación de pareja. Mi esposa y yo habíamos enfrentado muchos retos, y este retiro representaba una esperanza para encontrar paz, ya fuera juntos o en caminos separados, pero con entendimiento y armonía.

Sin embargo, lo que experimenté fue muy distinto a lo que imaginaba. Durante la ceremonia, comprendí que muchas de mis ideas estaban basadas en creencias equivocadas, especialmente sobre el éxito y el dinero. Siempre había pensado que trabajar incansablemente era la única forma de alcanzar mis metas y que acumular riqueza era el mayor logro que podía obtener. Pero la abuela me mostró algo mucho más importante: el éxito no se mide solo en términos materiales, y el dinero no define quién eres ni lo que vales.

La Ayahuasca me hizo ver que las respuestas que obtenemos no siempre son las que buscamos, pero son exactamente las que necesitamos para crecer y sanar. Me enseñó que el verdadero poder está en reconocer lo que ya tenemos, en valorar nuestras conexiones y en caminar la vida con propósito y autenticidad.

Ese momento fue el inicio de una transformación profunda, una que sigo experimentando día a día. Estoy aprendiendo a redefinir mis prioridades, a encontrar el balance entre lo que hago y lo que soy, y a vivir con una claridad renovada que me permite avanzar con gratitud y confianza.

La ceremonia comenzó en un ambiente lleno de significado y serenidad. La sala estaba envuelta en el suave resplandor de las velas y el aroma del incienso llenaba el aire, creando una atmósfera que invitaba al respeto y la introspección. Cada elemento parecía tener un propósito: preparar el espacio para un encuentro profundo con la medicina y con nosotros mismos. Los guías espirituales, con una presencia calmada y segura, nos acompañaban en este proceso sagrado.

Cuando tomé la Ayahuasca, su sabor amargo fue un recordatorio de que este viaje no se trataba de comodidad, sino de transformación. Supe que estaba a punto de explorar partes de mí mismo que había evitado o desconocido durante mucho tiempo. Al poco tiempo, una sensación de relajación profunda se apoderó de mi cuerpo, como si la medicina estuviera preparando el terreno para lo que estaba por venir. Cerré los ojos, y ahí comenzó el verdadero viaje.

Primero, experimenté una conexión indescriptible con el universo, una sensación de que todo estaba entrelazado por hilos invisibles. Sentí que la abuela me tomaba de la mano, guiándome con amor y paciencia hacia fragmentos de mi vida que necesitaban ser vistos desde una nueva perspectiva. Fue como si ella me permitiera mirar mi existencia desde fuera, con una claridad y una comprensión que nunca había tenido.

En un momento, vi imágenes de mi esposa y de mí discutiendo. Pero esta vez, en lugar de sentir enojo o frustración, experimenté un profundo entendimiento. Pude ver más allá de las palabras y las acciones, percibiendo el dolor y las heridas que ambos llevábamos cargando desde hace años.

Comprendí que nuestras diferencias no eran un ataque mutuo, sino reflejos de nuestras luchas internas. Fue un momento revelador. La abuela me mostró que sanar nuestra relación no significaba cambiarla a ella, sino mirarme a mí mismo con honestidad, enfrentar mis propios miedos y patrones, y trabajar en ellos para liberar el espacio que compartimos.

Luego, surgieron imágenes relacionadas con mi relación con el dinero.

Durante años, había vivido con una mentalidad de escasez, viendo el dinero como algo que debía perseguir constantemente. La abuela me mostró que la abundancia no tiene que ver únicamente con lo material, sino con la energía y la intención que ponemos en nuestras acciones. Me hizo ver que el miedo al fracaso había sido mi mayor obstáculo, y que confiar más en mi intuición y en mi capacidad creativa era el camino hacia una vida más plena.

A medida que el viaje avanzaba, sentí una claridad mental que pocas veces había experimentado. Mi mente, normalmente llena de preocupaciones y ruido, se sentía tranquila, como si se hubiera despejado un cielo lleno de nubes. En ese estado de quietud, entendí algo esencial: la vida no es algo que podamos controlar completamente, pero sí podemos aprender a fluir con ella, confiando en nuestras capacidades y en el proceso.

Cuando la ceremonia terminó, me sentí renovado, como si una puerta dentro de mí se hubiera abierto. La Ayahuasca no solo me mostró respuestas, sino que me recordó que todo lo que busco está dentro de mí, esperando a ser descubierto con paciencia, compasión y un corazón abierto. La experiencia me dejó con una gratitud inmensa y un propósito renovado para enfrentar la vida con amor, confianza y consciencia.

## Un Testimonio de Búsqueda y Transformación

La vida me ha llevado por caminos llenos de desafíos y momentos difíciles que, aunque duros, han sido clave para llevarme a esta búsqueda de algo más profundo. Deseo compartir contigo un momento particular que impactó mi vida recientemente. Mi sobrino murió en un accidente. Su madre, mi prima, me compartió algo que me dejó reflexionando profundamente. Ella dijo que un policía le mencionó que lo último que él vio antes de partir fue una luz blanca de la camioneta que se le estrelló de frente. Nos quedamos pensando que quizá eso era un símbolo, una manifestación de que su alma volvía a Dios.

Esto, junto con tantas otras cosas que han sucedido en mi vida y a mi alrededor, me llevó a preguntarme: ¿qué estoy haciendo con mi tiempo aquí? ¿Qué legado voy a dejar para mi familia y para mis hijos? No quiero que mi vida pase sin haber dejado una huella, algo que demuestre que fui más allá de lo material y que construí algo significativo.

He tenido dos experiencias con Ayahuasca. Después del primer retiro, todavía me sentía un poco escéptico, aunque conocí a muchas personas que enriquecieron la experiencia. Fue después de ese primer retiro donde decidí llamar a mi amigo Manuel, quien es parte del staff y también trabaja en inversiones, para hablar más sobre estas ceremonias. Quería despejar algunas dudas que aún tenía sobre lo que había vivido.

Durante nuestra conversación, Manuel me compartió algo que me impactó profundamente: él me había visto levantando las manos durante mi sesión con Ayahuasca. Al escuchar esto, recordé ese momento y sentí un agradecimiento y un amor en mi corazón que es difícil de describir con palabras. Fue como revivir esa conexión especial que había experimentado, pero que quizás en su momento no pude comprender del todo. Mi mente y mi ego parecían elevarse, cubriéndome los ojos y limitando mi capacidad de conectar plenamente con lo que estaba ocurriendo.

Esa reflexión me llevó a tomar una decisión importante: darme una segunda oportunidad. Sentí que necesitaba regresar, profundizar en la experiencia y permitirme conectar más plenamente con aquello que mi corazón ya había comenzado a percibir, pero que mi mente aún no lograba procesar completamente.

Lo cierto es que algo dentro de mí empezó a cambiar. Me di cuenta de que había llegado con intenciones equivocadas, buscando respuestas externas, pero lo que encontré fue una conexión interna que no había experimentado antes. Fue como si, por primera vez, comenzara a despegarme de lo material y a conectar con algo mucho más profundo que conocía, pero que había ignorado por mucho tiempo.

Desde entonces, he comenzado a comprender que la vida no se trata solo de trabajar, de acumular o de perseguir metas externas. Se trata de encontrar paz, propósito y de dejar un legado que trascienda lo visible. La experiencia con la ayahuasca no solo me mostró una nueva perspectiva de vida, sino que también me recordó que las oportunidades para crecer, sanar y vivir con más plenitud están siempre frente a nosotros, si tenemos la valentía de tomarlas.

Hoy, me siento más consciente, más presente, más conectado y comprometido con crear un impacto positivo en mi vida y en la de quienes me rodean. Este viaje no es solo mío, sino que se convirtió en un recordatorio para todos de que siempre podemos buscar algo más, algo que nos transforme desde adentro.

## La Luz de la Transformación: Reflexiones sobre mi Propósito

Al pensar en mi sobrino que acaba de fallecer a sus 22 años, a quien te mencioné anteriormente, es inevitable recordar que su partida fue un golpe devastador para nuestra familia, un dolor que al principio parecía imposible de superar.

Sin embargo, algo en mi experiencia con la Ayahuasca me ofreció una perspectiva que nunca habría considerado. Durante mi ceremonia, vi una luz blanca, intensa y pura, que me llenó de paz y claridad. Al conectar con esa experiencia me consuela profundamente pensar que esa misma luz fue lo último que él vio. Esa luz me enseñó que, más allá de este plano, existe una conexión con algo más grande, algo que trasciende el dolor y nos envuelve en una serenidad y una paz que no son de este mundo.

Aunque su ausencia todavía duele, me reconforta imaginarlo envuelto en esa luz divina, en un lugar de paz. Pienso que, si su alma regresó a Dios, esa luz blanca fue su guía, y eso me da tranquilidad. Mi sobrino solía decir que no iba a llegar a los 25 años. En su último cumpleaños, comentó que Dios solo lo quería aquí por un tiempo más. En ese momento, esas palabras parecían una simple ocurrencia, pero ahora, al mirar hacia atrás, me pregunto si él ya intuía que su tiempo en esta vida sería limitado. Quizás, de alguna forma, él estaba en paz con ello, aunque nosotros no lo entendíamos.

La experiencia con la Ayahuasca no solo me ayudó a procesar su partida, sino que también me mostró que el dolor y la pérdida son oportunidades para sanar, transformarnos y para encontrar un propósito en medio del caos. Me ayudó a liberar las cargas del pasado y a enfocarme en construir un futuro con más claridad y gratitud. Este aprendizaje no solo es para mí, sino también para quienes me rodean, además, sobre todo, desearía inspirar a mis hijos, quienes son mi mayor motivación. La vida no es lineal ni predecible, pero siempre nos ofrece herramientas y oportunidades para crecer.

Te comparto que me encuentro frente a una nueva oportunidad de negocio, pero no cuento con todos los recursos necesarios. Mi padre, en una de nuestras conversaciones, me dijo algo que tocó profundamente: "Podemos apalancarnos con los bancos, podemos encontrar la manera." Sus palabras me recordaron que, aunque he trabajado mucho y he tenido varias oportunidades, en ocasiones me he dejado llevar por el estrés y he perdido el enfoque de buscar las opciones y las posibilidades, porque, en realidad, eso es lo que realmente importa. Este momento es para mí y para ti una invitación a actuar, a tomar decisiones importantes y a confiar en el proceso, sabiendo que siempre hay una forma de avanzar.

La lección más poderosa que me ha dejado este camino es que, aunque el dolor sea inevitable, siempre podemos encontrar la paz y la transformación si estamos dispuestos a abrirnos a ellas. Esa luz blanca que vi durante la ceremonia, que también acompañó a mi sobrino, es un recordatorio de que nunca estamos realmente solos, de que hay algo más grande que nos guía y nos sostiene en cada paso del camino.

## La Búsqueda de un Legado

Hoy tengo claro que no quiero dejar esta vida sin haber dejado un legado, algo que inspire a mis hijos y que trascienda más allá de mi propia existencia. Quiero que algún día, cuando hablen de mí, puedan decir con orgullo: "Mi padre fue un hombre trabajador, alguien que hizo todo lo posible por dejarnos un ejemplo valioso". No deseo que mi paso por este mundo sea insignificante. Mi objetivo es asegurarme de haber creado algo con impacto, algo que perdure y sirva como ejemplo de esfuerzo, amor y propósito.

Recuerdo que cuando asistí a mi primer retiro con Ayahuasca, llegué lleno de dudas y escepticismo. Recuerdo haberle dicho a mi amigo Manuel: "Quizás esto es solo otro de esos lugares donde te invitan a gastar dinero para luego ofrecerte más experiencias similares". Ese pensamiento inicial solo reflejaba mi resistencia, mi desconfianza hacia lo desconocido. No estaba completamente convencido, pero algo dentro de mí sabía que tenía que estar ahí.

Lo que experimenté fue un despertar, una conexión con algo más grande que yo. Comprendí que el verdadero propósito no está en acumular cosas materiales, sino en conectar conmigo mismo, con las personas que amo y con una energía superior que nos guía. La ceremonia me enseñó que, para dejar un legado, primero tenía que transformar mi perspectiva de la vida. Ya no se trataba solo de tener, sino de ser un mejor padre, un mejor hombre, un mejor ser humano.

Desde ese momento, mi visión de la vida cambió. Ahora camino con una nueva perspectiva, una que me impulsa a construir algo significativo, no solo para mí, sino para las generaciones que vienen detrás de mí. Quiero que mis hijos vean en mí un ejemplo de resiliencia, amor y propósito, y que sepan que, incluso en los momentos de mayor incertidumbre, siempre es posible encontrar claridad y sentido. Este camino, aunque no siempre es fácil, es el que elijo recorrer cada día, con gratitud y una renovada esperanza en lo que está por venir.

La Segunda Experiencia y el Perdón

En mi segunda ceremonia de Ayahuasca, experimenté un momento profundamente confrontador. Sentí que todo y todos conspiraban contra mí. Esa sensación de confusión y vulnerabilidad me llevó a enfrentar una verdad que había evitado por años. En medio del caos interno, surgió una frase que resonó como un eco en mi mente: "Perdona a tu padre". Fue como si la abuela me estuviera mostrando un espejo, revelándome el resentimiento que había acumulado sin darme cuenta. Ese llamado fue un recordatorio de que debía soltar esas cargas y buscar una reconciliación con él, no desde el enojo o la culpa, sino desde un lugar de amor y compasión.

Al reflexionar sobre mi infancia, entendí muchas cosas que antes no podía procesar. Mi padre, aunque nunca tuvo malas intenciones, me cargó con responsabilidades emocionales que no correspondían a un niño. Solía decirme: "Tú vas a ser el responsable de la casa. Si algo pasa, yo dejaré a tu mamá y tú te encargarás de todo". Aunque él no lo decía con maldad, esas palabras sembraban en mí un profundo miedo al abandono y una carga emocional que no sabía cómo manejar. Esa sensación de que debía ser el pilar de la familia me dejó marcado, generando un temor constante al rechazo y una búsqueda incesante de aprobación.

Por su parte, mi madre lidiaba con su propia frustración hacia mi padre. A veces, cuando estaba molesta, me dejaba de hablar. Como niño, esa actitud me hacía sentir invisible, rechazado, y desesperado por ganarme su atención. Esas dinámicas familiares moldearon la manera en que me relacionaba con los demás. Ahora entiendo por qué, cuando alguien se alejaba o dejaba de hablarme, sentía un vacío que me impulsaba a buscar su aceptación, repitiendo el mismo patrón de mi infancia.

Durante la ceremonia y las conversaciones posteriores con mis padres, tuve una revelación importante: ellos también fueron niños heridos, lidiando con sus propios traumas y limitaciones. Mi padre creció sin la presencia de mi abuelo, lo que lo dejó con un vacío y un modelo incompleto de lo que significaba ser un padre. Mi madre, por otro lado, creció en un hogar donde su padre era alcohólico y estaba emocionalmente ausente, lo que la obligó a desarrollar una coraza para protegerse de ese dolor.

Reconocer esto me ayudó a liberar muchas de las culpas que cargaba y a mirar a mis padres con nuevos ojos, desde la empatía y el entendimiento. Comprendí que sus errores no definían su amor por mí, sino que eran reflejo de las heridas que ellos también llevaban. En ese espacio de reflexión, me di cuenta de que el perdón no solo era para ellos, sino también para mí mismo, para liberarme de esas cadenas emocionales y dar paso a una relación más auténtica y amorosa con ellos y conmigo mismo.

## SANAR AL NIÑO INTERIOR

Durante mi experiencia con la Ayahuasca, reviví momentos de mi infancia que nunca había enfrentado plenamente. Uno de los aspectos más reveladores fue conectar con mi niño interior, esa parte de mí que había quedado herida por años de incomprensión y una relación distante con mi padre. Nunca había tenido una buena conexión con él, pero después de la ceremonia, algo dentro de se activó. Sentí que era momento de hablar con él y compartir lo que había aprendido.

Cuando finalmente hablé con mi papá, me sorprendió descubrir que él también estaba explorando el tema del niño interior. Me contó que había estado escuchando un curso sobre cómo sanar desde el vientre materno. Fue un momento que me llenó de emoción, porque justamente ese era el tema que yo quería abordar con él. Le dije: "Papá, esto es lo que he estado aprendiendo. Entendí que es el momento de sanar, de hacer las cosas con intención y en el presente". Su respuesta me tocó profundamente: "Qué bueno, me parece muy bien". Por primera vez, sentí que ambos estábamos abriendo un espacio para una conversación que nunca habíamos tenido, un espacio para sanar mutuamente desde un lugar de comprensión y aceptación que no habíamos experimentado juntos.

Poco después, surgió la oportunidad de viajar a México para asistir a un curso de Robert Kiyosaki, y supe que este viaje sería la oportunidad perfecta para visitar a mis padres. Sentía un fuerte deseo de verlos y hablarles cara a cara, no solo para fortalecer nuestra relación, sino también para abordar las heridas del pasado y sanar juntos a nuestro niño interior. Mi intención era reconectar desde el amor y la empatía, dejando atrás las sombras del pasado que nos perseguían.

Antes de regresar a los Estados Unidos, me preparé y estaba listo para visitar a mis padres. Nuestra guía, Aurora, nos había sugerido un ejercicio simbólico con piedras y nos indicó que las enterraríamos en lugares significativos para liberar las energías acumuladas. Decidí que una de esas piedras debía ser enterrada al pie de un árbol que yo mismo planté hace más de 30 años en la casa de mis padres. Recuerdo muy claramente cómo ese pequeño tallo, frágil y delgado, requería de mi cuidado constante. Con el tiempo, ese árbol creció fuerte y alto, convirtiéndose en un símbolo de amor, cuidado, resiliencia y paciencia. Al igual que ese árbol, mi relación con mis padres también necesitaba tiempo, cuidado, paciencia y perdón para florecer.

Cuando termino mi seminario con Robert Kiyosaky, decidí sorprenderlos con una visita inesperada. Al entrar a su casa, sentí una mezcla de nervios y emoción. Lo primero que hice fue sentarme a platicar con ellos, creando un momento especial. Ya me sentía diferente y estaba dispuesto a tener una conversación con ellos como la que nunca habíamos tenido antes. Les pedí perdón por todas las mentiras que les había dicho, por las veces que tomé decisiones equivocadas y que les lastimaron. Les confesé que empecé a consumir drogas cuando tenía 14 o 15 años, algo que ellos apenas habían alcanzado a notar en su momento.

También les pedí perdón por las ocasiones en las que les falté al respeto, como cuando tomé la camioneta sin permiso o hice cosas que, desde mi perspectiva actual, reconozco que estaban mal. Pero también les dije algo que llevaba guardado por años, les compartí mis sentimientos y les dije que les perdonaba por las cosas que, desde mi punto de vista de niño herido, sentí como injustas o dolorosas. Les expliqué que no había sido fácil para mí cargar con esas emociones, pero que ahora entendía que ellos hicieron lo mejor que pudieron con lo que tenían.

Fue un momento en el que me sentí liberado. Sentí cómo un peso que había cargado por tanto tiempo se desvanecía. Mis palabras no solo eran para ellos, sino también para mí mismo y para el niño que fui, ese pequeño que necesitaba sentirse escuchado y comprendido. En ese instante, sentí que estábamos abriendo un espacio de reconciliación que había sido necesario durante mucho tiempo, uno que mi alma pedía, pero que, por ignorarme, no sabía que necesitaba.

Esa conversación no solo sanó viejas heridas, sino que sentí que marcó el inicio de una relación más cercana con mis padres. Me di cuenta de que la sanación comienza con el acto de mirar hacia adentro, reconocer nuestras propias heridas y tener el valor de compartirlas con aquellos que forman parte de nuestra historia. Ese día no solo conecté con ellos, sino también con mi niño interior, recordándome que nunca es tarde para sanar y construir un futuro más pleno y consciente.

Recuerdo que, en mi primer retiro con Ayahuasca, nos dieron una velita junto con una instrucción sencilla, pero con un significado muy profundo: "Coloca esta vela en tu casa junto con una foto tuya y pide perdón al niño que fuiste". En ese momento, esas palabras me sacudieron profundamente, pero por alguna razón no llevé a cabo el ejercicio. Aunque sabía que debía perdonarme de muchas cosas, entendía también que había cometido errores y que había partes de mí que necesitaban sanar, nunca me había detenido realmente a reflexionar sobre cómo me había fallado. Era como si, por primera vez, alguien me diera permiso para enfrentarme y hablar con el niño herido que había ignorado durante tanto tiempo.

Después de mi segundo retiro, algo profundo se despertó dentro de mí. Sentí el impulso de llevar a cabo el ejercicio de la vela, pero esta vez con un significado aún más especial. Aprovechando que viajaría a México para asistir a mi seminario, comenzó a surgir en mi mente la idea de realizar este ritual en la casa de mis padres, el lugar que me vio nacer. La intención de crear un altar junto a ellos, en ese espacio lleno de memorias y emociones, impactó profundamente mi corazón.

Decidí prepararme con tiempo y compré dos velitas, sabiendo que una sería para algo muy especial, un momento de sanación y conexión con mis raíces y con el niño que fui. Este paso fue clave en mi proceso personal, porque representó reconciliarme conmigo mismo y con mi familia. Fue un gesto lleno de amor que mostró mi compromiso con mi historia, mis orígenes y mi transformación.

Cuando llegué a su casa, armé entonces el pequeño altar donde puse la vela y una foto mía. Mientras la encendía, sentí una conexión inmediata con mi niño interior, ese niño que alguna vez fue inocente, lleno de sueños y esperanzas. En voz alta, le dije:

"Discúlpame, César, por todo el daño que te hice, por las drogas que permití que entraran a tu vida, por la basura que llenó tu mente y por el tabaco que afectó tu cuerpo. Perdóname por no haberte protegido como lo merecías, por las decisiones que tomé sin pensar en ti. Fuiste un niño limpio, y yo, sin darme cuenta, hice cosas que te lastimaron profundamente. Hoy quiero pedirte perdón y prometerte que nunca más volveré a fallarte."

Mientras hablaba y pronunciaba estas palabras, sentí cómo algo se liberaba dentro de mí. Era como si el niño que llevaba dentro finalmente pudiera soltar el dolor acumulado y abrazar la reconciliación. Pero este acto no podía completarse sin incluir a mis padres.

A ellos también les hablé desde lo más profundo de mi corazón. Me dirigí primero a mi papá:

"Tú fuiste hijo de mis abuelos, quienes también tenían sus propias limitaciones. Mi abuelo no estuvo presente para ti, y tuviste que aprender a enfrentar la vida solo, deseando un padre que nunca llegó. Te entiendo, papá, y sé que hiciste lo mejor que pudiste con lo que tenías."

Luego miré a mi mamá y le dije:

"Mamá, tu papá era alcohólico y tampoco estuvo contigo en los momentos en que más lo necesitabas. Puedo imaginar cuánto dolor cargabas, y sé que muchas de tus decisiones vinieron de ese lugar herido. Hoy quiero decirles a ambos que los entiendo, que no guardo rencor y que los amo tal como son."

Les invité a reflexionar sobre los niños que ellos fueron, sobre las heridas que quizá nunca sanaron, pero que aún cargábamos como familia. Les agradecí por lo que me habían dado, pero también les pedí que se permitieran encontrar la felicidad y la paz que tanto merecen.

Ese momento fue profundamente emotivo. Las lágrimas fluyeron, pero también se sintió una gran liberación. Mis palabras no solo eran para ellos, sino también para mí, para sanar las raíces de las dinámicas que habíamos vivido como familia, donde muchas veces reinaba el caos, las discusiones y la falta de entendimiento.

La Ayahuasca me dio el regalo de ver mi historia desde una nueva perspectiva. No con resentimiento, sino con compasión. Me mostró que sanar al niño interior no solo es un acto de amor propio, sino también un regalo para quienes nos rodean. Al sanar, rompemos ciclos de dolor, abrimos caminos para relaciones más auténticas y amorosas, y permitimos que nuevas posibilidades florezcan en nuestras vidas. Hoy estoy profundamente agradecido por esa experiencia, porque me enseñó que, aunque las heridas del pasado pueden ser profundas, siempre es posible reconciliarse, sanar y encontrar la paz que tanto anhelamos.

Después de esa conversación, algo cambió. Fui a la casa de mis parientes y cuando mi tía me miró me dijo: "Hijo, no sé qué pasa contigo, pero tu cara tiene otra expresión, algo diferente." Mi hermana también comentó: "hermano te ves distinto, como si algo en ti hubiera cambiado."

No fue hasta ese momento que me di cuenta del impacto que la ceremonia había tenido en mi energía y en cómo los demás me percibían. No solo estaba sanando mis heridas internas, sino que también estaba proyectando esa transformación hacia quienes me rodeaban. Incluso la forma en que abrazo a las personas cambió; ahora lo hago con más intención, con más amor y con una conexión más auténtica.

Esta experiencia me permitió reconciliarme con mi pasado, además de darme algunas herramientas para caminar hacia un futuro lleno de propósito, amor y paz. Sanar al niño interior no es un proceso fácil, pero es uno de los actos más valientes y transformadores que podemos hacer. Hoy puedo decir con certeza que el perdón, tanto hacia mí como hacia mis padres, fue el primer paso para reconstruir no solo mi relación con ellos, sino también conmigo mismo.

## La Sabiduría de la Abuela Ayahuasca

Deseo también compartirte otras experiencias poderosas que viví aquella noche, bajo la guía de la abuela Ayahuasca, viví algo que no puedo describir con palabras comunes. No fue simplemente un viaje visual, sino una conversación profunda con mi alma. Me sentí acompañado por una presencia amorosa, protegido por una energía que parecía abrazar cada parte de mi ser. Por primera vez, me sentí profundamente amado, no por lo que hago o logro, sino simplemente por ser quien soy.

La experiencia no solo me dio respuestas, sino que también dejó en mí una enseñanza profunda: las verdaderas transformaciones no suceden de la noche a la mañana. Son procesos que requieren constancia, humildad y la decisión diaria de aplicar lo aprendido. Al finalizar la ceremonia, sentí una gratitud inmensa, no solo por lo vivido, sino también por los desafíos que me habían llevado hasta ese lugar. La abuela no solo me mostró lo que necesitaba ver, sino que también plantó en mí una semilla de cambio y esperanza, una semilla que deseo seguir cuidando y nutriendo cada día.

## Revelaciones y Sanación

Recuerdo que también en la primera toma, mi visión se llenó de luces brillantes, hermosas y envolventes. Entre ellas, apareció esa luz blanca que te mencioné anteriormente, una que irradiaba una paz indescriptible. No podía contemplarla directamente; era demasiado intensa, demasiado pura. No supe si era Dios, Jesús o alguna otra presencia divina, pero comprendí que esa luz simbolizaba la conexión con algo más grande que yo. En ese momento, me sentí pequeño, pero no en un sentido de insignificancia, sino como parte de un todo infinito. Esa luz me recordó que no estamos solos, que siempre hay algo más allá cuidándonos y guiándonos.

En la segunda toma, la experiencia fue aún más profunda y desafiante. Me enfrenté a memorias que había guardado en lo más profundo de mi ser, desde las heridas de mi infancia hasta los conflictos que aún persisten con mi familia. Recordé cuando mi madre me pidió que plantara un árbol siendo niño. En mi visión, ese árbol apareció, grande y robusto, con raíces fuertes que se hundían profundamente en la tierra. Pero también vi áreas donde sus ramas estaban secas, donde aún necesitaba sanar y crecer. Ese árbol, entendí, era una representación de mi vida: lleno de fortaleza, pero también con partes que requieren atención y cuidado.

Esa visión me dio claridad. Me mostró que sanar no solo se trata de dejar ir el dolor, sino también de nutrir las partes de nosotros mismos que necesitan amor y cuidado. Al igual que ese árbol, yo también puedo crecer más fuerte, más pleno, siempre y cuando esté dispuesto a trabajar en mí mismo, a sanar mis raíces y a darme permiso para florecer.

Hoy camino con un propósito renovado. La Ayahuasca me mostró que el perdón no es solo un acto hacia otros, sino hacia uno mismo. Me enseñó que nuestras raíces pueden ser la base de un futuro más fuerte y que, al sanar, no solo nos liberamos a nosotros mismos, sino también a quienes nos rodean. Este viaje me dejó con un compromiso claro: seguir sanando, seguir creciendo, y compartir esta experiencia para que otros también encuentren su propio camino hacia la paz y la aceptación.

También salieron a la luz emociones que había guardado por muchos años. Recordé momentos difíciles con mi mamá, mi esposa y mi familia. Fue como si la abuela me mostrara que todos llevamos heridas que no hemos sanado, y por eso repetimos actitudes y comportamientos que a veces dañan nuestras relaciones.

Durante la experiencia, entendí que muchos de los conflictos que vivimos vienen de esos dolores no resueltos, tanto en mí como en ellos. La abuela me permitió ver esas dinámicas con más claridad y me enseñó que para mejorar nuestras relaciones, primero necesitamos sanar lo que llevamos dentro. Esto fue un gran aprendizaje, un llamado a tener más paciencia y compasión conmigo mismo y con los demás.

Perdonar para Avanzar: Sanando a tu Niño Interior

Ahora que lo pienso, uno de los momentos más reveladores del retiro fue comprender la importancia de sanar a nuestro niño interior. Fue un ejercicio profundamente conmovedor que me permitió conectar con una parte de mí que había quedado olvidada, pero que seguía influyendo en mi vida.

Recuerdo que, durante el ejercicio guiado, nos invitaron a cerrar los ojos. Te animo a que hagas lo mismo mientras lees esto.

Si ya has realizado un ejercicio similar antes, te invito a repetirlo con la intención de profundizar aún más en esa conexión. Y si es la primera vez que lo haces, permítete experimentar algo nuevo y sanador.

Cierra los ojos y respira profundamente. Imagina que estás retrocediendo en el tiempo, viajando a los recuerdos de tu infancia. Visualiza a ese niño o niña que alguna vez fuiste. Observa su rostro, su expresión, su energía. Ahora, desde lo más profundo de tu corazón, mírale con amor y dile:

"Perdóname. Perdóname por las veces que no escuché tus necesidades, por las veces que ignoré tus sentimientos o permití que otros te lastimaran. Perdóname por no protegerte como merecías."

Tómate un momento para observar cómo ese niño responde. Puede que lo veas sonriendo, llorando o simplemente mirándote en silencio. Deja que fluya cualquier emoción que surja; es parte del proceso de sanación.

Ahora, dile algo más:

"Estoy aquí para ti. Te veo, te escucho, y te amo. Prometo cuidarte y protegerte de ahora en adelante. Todo lo que sientes es válido, y juntos sanaremos estas heridas."

Recuerdo que, mientras hacía este ejercicio en el retiro, sentí como si desaparecieran las barreras del tiempo y el espacio. Por un instante, ahí estaba yo, adulto, frente a ese niño que solo buscaba cuidado, protección y amor. Las lágrimas comenzaron a correr mientras recordaba las heridas de mi infancia: momentos de rechazo, miedo o soledad que había enterrado con el tiempo.

Sin embargo, junto con el dolor también llegó una sensación de alivio. Era como si el peso de años de tristeza y culpa comenzara a desvanecerse. Al conectar con mi niño interior y ofrecerle perdón y amor, comencé a sanar una parte de mí que llevaba mucho tiempo olvidada.

Te invito a realizar este ejercicio tantas veces como sientas necesario. Conectar con tu niño interior no solo te ayuda a sanar heridas del pasado, sino que también fortalece tu relación contigo mismo, permitiéndote vivir con más autenticidad, paz y amor. La sanación no ocurre de un día para otro, pero cada paso que damos hacia esa conexión es un acto de amor propio y crecimiento personal.

## Permítete sanar. Permítete amar. Permítete reconectar con tu ser.

Esta sanación personal tuvo un efecto dominó en mis relaciones. Comencé a comunicarme desde el amor, a escuchar sin juzgar y a reconocer que todos, sin excepción, cargamos heridas y aprendizajes. Ese ejercicio de perdón y conexión transformó la manera en que me relaciono con los demás. Plantó en mí la semilla de la compasión, no solo hacia mi familia, sino hacia todas las personas que forman parte de mi vida. Es una lección que sigo cultivando, recordándome cada día que el perdón no solo libera a otros, sino que también nos libera a nosotros mismos.

### Nuevas formas de ver la Vida

Después de la experiencia con la Ayahuasca, mi vida tomó un giro profundo y transformador. Comencé a cambiar mis hábitos de manera consciente, desde mi alimentación hasta dejar el consumo de alcohol. También enfrenté áreas de mi vida que antes evitaba, como mis finanzas y mi desarrollo personal. Lo más importante fue que cada pequeña acción me llevó a sentirme más alineado con mi propósito y más conectado con mi familia. Fue como si un velo se hubiera levantado, permitiéndome ver con mayor claridad qué debía cambiar y cómo avanzar.

Parte de mi testimonio lo escribí desde el Distrito Federal, donde estaba participando en un evento con Robert Kiyosaki, a quien considero mi "padre rico". Su mensaje siempre me ha inspirado a tomar control de mis finanzas y mi futuro. Después viajé a mi pueblo natal para visitar a mi "padre pobre" y cerrar un ciclo pendiente en mi vida. Este viaje no es solo físico, es también emocional y espiritual. Estas experiencias me han enseñado que la verdadera riqueza no se mide únicamente en términos financieros, sino también en la calidad de nuestras relaciones y nuestra conexión con nosotros mismos.

La Ayahuasca me mostró algo fundamental: no existen atajos para sanar. La sanación es un proceso que requiere valentía, paciencia y compromiso, pero lo más importante es que existen herramientas para iniciar ese camino.

Me di cuenta de que no importa cuánto conocimiento tengamos almacenado; lo que realmente transforma nuestras vidas es la acción que tomamos a partir de ese conocimiento. Ahora entiendo que las respuestas que buscaba nunca estuvieron fuera de mí, siempre estuvieron en mi interior, esperando a que las escuchara.

He aprendido a abrazar mi camino, con todas sus luces y sombras, aceptando que cada paso forma parte de mi aprendizaje. También he aprendido a valorar la conexión con mi esencia y con las personas que amo.

La sanación no es un evento único ni un destino final, sino un viaje continuo que requiere atención diaria. Aunque a menudo buscamos respuestas externas, lo que realmente importa es reconocer que esas respuestas siempre han estado dentro de nosotros, esperando el momento adecuado para salir a la luz.

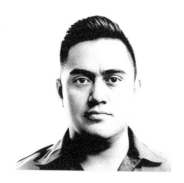

# CAPÍTULO 14
## UN VIAJE DE TRANSFORMACIÓN: LA RECONEXIÓN CON MI PROPÓSITO Y MI ESENCIA

### *Por Jesús Cruz*

Considero que todos tenemos problemas emocionales, algunos más fuertes, otros más leves. Hay quienes los enfrentamos de forma diferente, pero, sin duda, las experiencias de nuestra infancia, la cultura y las influencias que vivimos como niños determinan mucho de cómo nos comportamos como adultos. En mi caso, sentía que no estaba dando el 100% de mí, ya sea en mi familia, en lo personal, en lo laboral o incluso en los proyectos empresariales que emprendía. Específicamente, mientras trabajábamos en el proyecto Latinos

Creativos, me di cuenta de que, por momentos, parecía que "se me bajaban las pilas."

En uno de esos momentos de reflexión, escuché la experiencia de una persona muy influyente para mí, Manuel Márquez. Él compartió cómo enfrentó la pérdida de su esposa, quien falleció por cáncer. Lo narraba con una naturalidad y una fortaleza que me dejó pensando: "¿Cómo puede hablar así, a tan solo dos años de su partida?" Eso despertó mi interés, porque yo mismo sentía que había cosas en mi vida que necesitaba resolver.

Al poco tiempo, me enteré de un retiro de Ayahuasca y, sinceramente, mi primera reacción fue de duda. Me sonaba extraño, incluso algo negativo. De hecho, creo que muchas personas tienen ese concepto erróneo. Sin embargo, un amigo en común entre Manuel y yo me comentó: "Deberías ir. Manuel fue, y eso lo ayudó a recuperarse de la pérdida de su esposa." Fue entonces cuando entendí de dónde provenía esa fortaleza que él mostraba al hablar de su historia.

La curiosidad comenzó a crecer en mí. Quería resolver ciertas cosas personales y profesionales, quería dar el 100% de mí en lo que hacía. Sabía que tenía potencial, pero no estaba seguro de cómo transmitirlo, cómo conectarme con los demás de manera auténtica. Así que decidí inscribirme en ese retiro.

Como dicen algunos, sentí como un llamado. Había algo dentro de mí que me decía que debía ir, aunque también había miedo. Simplemente, escuchar el nombre "Ayahuasca" lo relacionaba con temas que me parecían desconocidos e incluso inapropiados. Lo dudé muchísimo.

Fue hasta que conocí a Nayo que finalmente tomé la decisión. Le pregunté sobre su experiencia y él me dijo: "Hazlo, te va a llevar a otro nivel, a otra dimensión." En ese momento no entendía exactamente a qué se refería con "otro nivel" a "otra dimensión." No entendía qué era ese salto cuántico del que me hablaba. Sin embargo, su recomendación me dio el último empujón que necesitaba. La curiosidad fue más fuerte que el miedo, y decidí dar el paso.

Ese retiro marcó el inicio de un viaje interno que no solo me ayudó a comprender muchas cosas sobre mí mismo, sino también a reconectarme con mis emociones y a encontrar claridad para dar lo mejor de mí en cada aspecto de mi vida.

Yo conocí a la facilitadora y guía de Ayahuasca a través de Nayo Escobar, gracias a una entrevista que él publicó en

YouTube. Esa entrevista me transmitió mucha confianza, y, además, la recomendación tanto de Nayo como de nuestro amigo en común con Manuel Márquez fue clave para decidirme a vivir esta experiencia.

Cuando finalmente tomé la decisión de asistir, lo hice con un propósito claro: mejorar mi relación con mi esposa. Después de 17 años de matrimonio, sentía que necesitábamos trabajar en nuestra conexión, fortalecer nuestra relación y redescubrirnos como pareja. Tenía el deseo profundo de ser una mejor versión de mí mismo, tanto física como mentalmente, no solo por mi relación matrimonial, sino también para poder dar lo mejor de mí a las personas que confiaban en mí.

En el marco de nuestro proyecto Latinos Creativos, donde enseñamos a nuestra comunidad sobre inversiones, sabía que para ser un mejor mentor debía estar alineado conmigo mismo. Mi motivación principal fue encontrar esa claridad y equilibrio que me permitieran aportar el 100% a mi matrimonio, mi familia y las personas que se acercaban a mí para aprender.

Antes de asistir al retiro, mi estado mental era bastante inestable. Estaba muy confundido. Algunas personas me decían que no fuera, lo cual incrementaba mi incertidumbre, sumándolo a los retos internos que ya enfrentaba. Sin embargo, decidí seguir adelante, aunque al principio sentía que mi corazón estaba muy cerrado y mi mente no estaba completamente abierta a la experiencia.

El proceso de preparación que nos recomendaron antes del retiro fue clave. Aunque al principio dudaba, cuando tuvimos una reunión por Zoom con Luz, la guía del retiro, algo cambió dentro de mí. Ella nos habló sobre la importancia de prepararnos física y mentalmente, y al escuchar sus palabras, decidí tomarme todo el proceso muy en serio. Sentí un respeto profundo hacia la naturaleza y hacia lo que estaba por venir. Desde ese momento, algo comenzó a transformarse dentro de mí.

Recuerdo que después del Zoom, me sentí diferente. Le comenté a Nayo, quien me había motivado a participar, que algo había cambiado. Su respuesta fue: "Luz y la Ayahuasca quieren trabajar contigo". Esa frase resonó profundamente en mí. A medida que avanzaba la preparación, especialmente en la alimentación y la conexión espiritual, empecé a notar una mayor claridad en mi mente y una conexión más fuerte con mi propósito.

Sin embargo, cuando llegó el día del retiro, me enfrenté a un torbellino de emociones. Me levanté a las dos de la mañana para conducir al aeropuerto y volar al lugar del retiro, pero iba lleno de negatividad. Pensaba cosas como: "Ojalá que me deje el avión" o "Ojalá que algo pase y no pueda ir". A pesar de esos pensamientos, sentía una extraña claridad, como si el proceso de preparación ya me hubiera empezado a transformar.

Durante esos días previos, dediqué tiempo a pedir sabiduría y guía a Dios, y esa conexión espiritual me ayudó a afrontar los retos internos. Cuando finalmente llegué al retiro, sentí que había completado la preparación en un 99%, física y mentalmente, y aunque todavía cargaba algo de negatividad, tenía una mentalidad mucho más clara y abierta para lo que estaba por venir.

Llegué al aeropuerto, un lugar pequeño y remoto, y de inmediato me encontré en una situación que parecía confirmar mi resistencia inicial. La persona que debía recogerme no llegaba, y en mi mente negativa, pensé: "Ojalá no llegue, tomo un avión de regreso y listo". Incluso cuando finalmente llegó, mi mentalidad seguía siendo negativa. Teníamos que hacer algunas compras para compartir en el retiro, y durante el trayecto de dos horas hacia una montaña apartada, mis pensamientos se mantenían en resistencia: "Ojalá que algo salga mal", me decía.

Al llegar al lugar, una casa hermosa rodeada de naturaleza, me enteré de que Luz, la guía del retiro, aún no había llegado. Me explicaron que ella debía limpiar la energía de la casa antes de comenzar, pero yo no entendía de qué hablaban. De hecho, me parecía algo absurdo y hasta bromista me comportaba. "Ojalá que ni llegue Luz", pensaba, "y si viene, que se le ponche una llanta". Todo en mí estaba lleno de dudas y resistencia.

Sin embargo, Luz llegó y comenzó a preparar la casa. Nos reunimos, y ella nos guio en un ejercicio de conexión con los elementos de la naturaleza.

Cuando nos presentó al fuego, nos explicó que este elemento podía ayudarnos a liberar aquello que no queríamos en nuestras vidas. Nos pidió que escribiéramos en un papel aquello que deseábamos soltar, que lo leyéramos en voz alta y luego lo arrojáramos al fuego. Fue un momento de revelación para mí. Cuando el papel ardió, sentí que una parte de mi resistencia desaparecía junto con él. Por primera vez, comprendí el poder de los elementos, el significado de las energías y cómo estas pueden influir en nuestra vida. Empecé a notar cómo ciertas energías negativas comenzaban a alejarse de mí.

Esa noche, me fui a dormir con menos resistencia y una nueva sensación de calma. La preparación para el día siguiente incluía una limpieza interna del cuerpo. Aunque aún tenía algo de incertidumbre, me sentía más abierto y con mayor sensibilidad hacia lo que estaba por venir. Durante la preparación, Emanuel, un participante que estaba ayudando en el retiro, se acercó a mí y me dijo: "Hermanito, usted sí que va por todo ahora". Sus palabras me sorprendieron y, aunque no entendí completamente lo que quería decir en ese momento, su mensaje resonó en mí. Respondí con una frase que solíamos decir en mi pueblo: "Sí, vamos por todas las canicas". Para mí, ese dicho tenía un significado especial, asociado con el esfuerzo, la dedicación y el deseo de ganar todo en el juego de la vida.

Esa mañana, comenzamos con el Kambo, una experiencia que marcó un antes y un después en mi proceso. Cuando aplicaron el Kambo, sentí como si mi cuerpo se inflara como un globo en cuestión de segundos. Luego vino la purga: vomité, fui al baño repetidamente y, con cada expulsión, sentía que mi cuerpo, mi mente y mi espíritu se limpiaban. Era como si me deshiciera de toxinas físicas y emocionales que llevaba cargando por años.

Fue una experiencia intensa pero profundamente liberadora, que me permitió soltar muchas cargas innecesarias en mi vida. Esa limpieza marcó el inicio de un proceso de transformación aún más profundo. A partir de ese momento, me sentí más relajado, conectado y abierto a lo que el retiro tenía para ofrecerme.

Considero que ahí, en esa limpieza, me liberé de muchas maneras. Sentí una ligereza nueva en mi cuerpo y en mi mente, un alivio enorme. A pesar de haber pasado por el proceso de vomitar y de ir repetidamente al baño, algo dentro de mí comenzó a cambiar. Después de esa purga, nos permitieron comer algo ligero, y poco a poco empecé a sentirme verdaderamente liberado, como si me hubiera despojado de energías negativas que no eran mías, energías que sentía que habían estado bloqueándome. Parecía como si muchas personas no quisieran que yo estuviera en ese retiro, pero ahora esas cargas habían comenzado a desaparecer.

Continuamos con más ejercicios mentales y físicos a lo largo del día. Uno de los momentos más impactantes para mí fue el trabajo con mi niño interior. En mi caso, esa conexión fue poderosa, pero también difícil. Sentí que mi niño interior me regañaba constantemente. Ese niño que había sido pobre, pero que a pesar de las carencias nunca perdió la determinación de trabajar duro para que el Jesús adulto pudiera tener lo que tiene hoy. Cada vez que conectaba con mi niño interior, sentía su voz reclamándome: "Jesús, todo lo que trabajamos, todo lo que logramos, ¿lo vas a tirar por la borda? ¿Qué estás haciendo con nuestra vida?"

Me decía cosas que me confrontaban profundamente: "Jesús, ¿recuerdas cuánto me esforcé para encontrarte una novia? Tanto trabajo me costó que nos casáramos. ¿Vas a desperdiciar eso? ¿Recuerdas cuando trabajamos en las huertas de aguacates, ordeñando vacas, con pico y pala? Cada sacrificio que hice fue para que tú pudieras llegar más lejos. Cuídalo, Jesús, cuídalo".

Esa experiencia con mi niño interior fue transformadora. Muchas personas asisten a estos retiros buscando sanar a su niño interior, pero en mi caso, sentí que fue mi niño interior quien vino a sanarme a mí, al adulto. Fue un día de mucho trabajo emocional y físico, ejercicios que nos llevaban a conectar con nosotros mismos, a prepararnos para lo que estaba por venir. Terminamos alrededor de las siete de la tarde completamente agotados. Mi mente estaba exhausta, mi cuerpo dolía, y tenía un fuerte dolor de cabeza. Llegó un momento en que solo deseaba que el día terminara.

Sin embargo, antes de cerrar el día, tuvimos otro ejercicio significativo. Nuestra guía nos dio un cuarzo y nos explicó que debíamos cargarlo con todo aquello que quisiéramos soltar: las emociones negativas, las cargas, las culpas. Nos pidió que lo entregáramos a la madre naturaleza como una ofrenda. Al terminar el ejercicio, fui a un árbol, cavé un pequeño agujero y enterré el cuarzo. Siguiendo las instrucciones, le di un soplido como una forma de agradecimiento a la naturaleza. Mientras lo hacía, dije: "Gracias". Fue un momento simbólico que marcó el cierre de un día lleno de transformaciones.

Finalmente, llegó la noche. A las nueve, nos reunimos para el proceso de la Ayahuasca, lo que todos decían que sería el momento más fuerte del retiro. Aunque estaba cansado y mi cabeza seguía doliendo, le pedí a Luz si podía tomar algo para aliviar el dolor, y su respuesta fue directa: "Aguántate como los hombres". Esa frase resonó en mi mente y me preparé para lo que venía. Nos organizaron, prepararon la medicina, y alrededor de las nueve de la noche, comenzamos con la primera toma. Fue el inicio de una experiencia que cambiaría mi vida.

Tenía mucho miedo de lo desconocido, y no era el único; muchas personas a mi alrededor también comenzaron a dudar. Recuerdo que vi a la guía decirle a uno de sus ayudantes: "Oye, se nos olvidó la copita", y pensé para mis adentros: Qué bien, tal vez no nos darán la medicina. Pero al poco rato, me entregaron la copita con la Ayahuasca y me desearon un buen viaje. Yo, sin entender del todo, solo respondí: "Gracias, pero no sé a qué viaje se refieren".

Nos indicaron que permaneciéramos sentados por una hora sin acostarnos, pero mi resistencia era evidente. Me recosté en mi bolsa de dormir y perdí la noción de mí mismo. Cuando abrí los ojos, estaba acostado en el pasto, sintiendo una paz indescriptible. Todos mis dolores habían desaparecido. Era como si estuviera acostado en la mejor cama del mundo, como si una nube me sostuviera suavemente. Miré el pasto y lo vi con una claridad que jamás había experimentado; parecía una selva en miniatura, llena de vida y detalles.

En ese momento, Manuel se acercó y me preguntó cómo me sentía. Le respondí con una sonrisa: "Estoy muy bien, gracias". Su apoyo fue invaluable, y me decía: "Hermanito, disfrute el viaje, las estrellas le están regalando su magia". Me ofreció otra toma de la medicina y, sin pensarlo mucho, la acepté. En medio de mi experiencia, sentí una conexión profunda con todos los presentes y les dije: "Los quiero mucho, los amo, son una bendición para mí".

Me recosté de nuevo y comencé a reír, sintiendo cosas y viendo imágenes que son difíciles de describir. En un momento, me vi como si fuera un espermatozoide, nadando con energía, rodeado de otros como yo. La sensación era de felicidad y propósito, nadando con todas nuestras fuerzas hacia nuestro destino. Llegué al óvulo y lo fecundé, y luego me vi creciendo en el vientre de mi madre. Podía sentir cada detalle de esa etapa: los movimientos, las pataditas que le daba a mi mamá, cómo ella se acariciaba la barriga, y yo sentía todo lo que ella sentía.

Fue en ese momento que comencé a hablar con mi madre, pero de una forma que nunca había experimentado antes. Era una conversación sin miedos, sin límites, sin rencores. Le pedí perdón, y ella también me perdonó. Fue un proceso de sanación increíblemente profundo, una charla llena de amor y comprensión. Aunque mi madre está viva y puedo hablar con ella en persona, jamás había podido expresarme de esta manera con tanta libertad.

Después de ese encuentro, comencé a revivir cada etapa de mi vida. Fue como ver una película, pero desde dentro, viviendo cada momento otra vez: mi infancia, el kinder, la escuela, cada experiencia significativa hasta llegar al presente. Sin embargo, hubo momentos en los que los gritos o risas de otras personas en el retiro me sacaban de mi experiencia. Algunas veces, estos sonidos despertaban miedo en mí, especialmente cuando me enfrentaba al "portal".

Ese portal es lo que yo describo como la barrera entre esta realidad y otra dimensión. Cruzarlo fue la parte más difícil de toda la experiencia. En ese espacio se enfrentan los miedos más profundos, las cosas que te desagradan, tus inseguridades. Es como si todo lo que intentas evitar en tu vida estuviera ahí esperándote. Atravesar ese portal es un desafío inmenso, porque te enfrenta cara a cara con tus sombras.

A pesar del miedo, lograba regresar a la dimensión donde veía mi vida. Continué avanzando en mi viaje hasta que finalmente llegué al presente. Esta experiencia me transformó de maneras que jamás imaginé, liberándome de cargas emocionales y permitiéndome reconectar con mi esencia más pura. Fue un regalo, un renacimiento y un recordatorio de que, incluso en los momentos más oscuros, la luz siempre está ahí para guiarnos.

Nuevamente, mi niño interior me regañaba con fuerza: "Jesús, cuida a tu esposa, cuida tu alimentación, cuida a tus hijos. Yo trabajé mucho para que tú llegaras aquí. Hice mucho sacrificio, mucho esfuerzo, como para que eches a perder todo lo que hemos logrado hasta ahora." Su voz era contundente y llena de verdad.

Luego llegó la etapa de mi adolescencia, y el mensaje fue el mismo. Cada versión de mí mismo, desde niño hasta adulto, me llevaba a reflexionar sobre mis acciones y decisiones. Comencé a revivir todas las etapas de mi vida con mi esposa, desde los seis años que vivimos juntos antes de casarnos. Sentí todo lo que había sentido la primera vez que la vi, pero esta vez con una intensidad y claridad aún mayores. No había miedos, no había limitaciones, solo amor puro y conexión profunda. Fue como volver a ese momento inicial, pero mejorado, con una perspectiva renovada y más consciente.

En este proceso, también conecté profundamente con mis hijos. Los vi, los sentí, y comencé a preguntarles: "¿En qué estoy fallando contigo, hijo? ¿Qué necesitas de mí?" Vi cómo cada uno proyectaba su papel en mi vida y entendí el propósito de su existencia. Esa conexión me abrió los ojos a aspectos de mi paternidad que no había considerado.

Eventualmente, llegué al presente y la experiencia tomó un giro hacia el ámbito empresarial. Se me presentó mi abuela ya fallecida, así como mi abuelo paterno. Mi abuelo me habló con seriedad y me dijo: "Hijo, dile a tu tío que se quedó con toda la herencia que la cuide, que no la desperdicie ni la destruya." Yo, con calma, le respondí: "Mira, abuelo, tu legado no se ha perdido. Tu legado se transfirió de país y somos nosotros, Armando y yo, quienes estamos construyendo algo grande aquí en Estados Unidos. Tenemos muchas propiedades y tierras, y vamos a seguir expandiendo lo que tú nos dejaste."

Mi abuelo se mostró satisfecho con mi respuesta, como si eso hubiera liberado una carga en su espíritu. Platiqué con él y con muchos otros familiares fallecidos. Fue como si estuviéramos en un día normal, hablando sin miedo, sin limitaciones. Esa sensación de libertad y conexión fue transformadora.

En un momento, también vi a mis mentores, como Nayo Escobar y Robert Kiyosaki. Incluso tuve una conversación con Jesús y Judis Lonsoy, quienes me mostraron planes que tenían para mí. Le pregunté a Judith: "¿Por qué no me habías hablado antes de este mundo?" Y ella respondió: "Porque tú tenías que descubrirlo por ti mismo." Luego me ofreció una lección de ventas, que, aunque no recuerdo exactamente, dejó una huella profunda en mi interior. Sentí que algo cambió en mí después de esa charla. A partir de ahí, comencé a ver el futuro. Vi cómo mi familia se transformaría en 5, 10, 20, y hasta 30 años. Vi el futuro de mis empresas, de Latinos Creativos, y de mi legado. Me vi sentado con figuras importantes como Elon Musk, Jeff Bezos, y el creador de ChatGPT. Fue una visión impresionante, llena de posibilidades y de grandeza.

Algo muy particular de estas visiones fue que mi esposa siempre estaba a mi lado, en cada evento, en cada logro. La Ayahuasca me dejó un mensaje claro y contundente: "Tienes que dirigir tu energía, tu testosterona, hacia lo más importante en tu vida: tu esposa." Cada visión futura me mostraba su presencia como un pilar fundamental.

Al final de este proceso, entendí que todo apuntaba hacia ella, hacia nuestra relación y nuestro futuro juntos. Esa claridad me permitió ver con nuevos ojos lo esencial de mi vida. Comencé a regresar de esta experiencia con una paz inmensa, listo para priorizar lo realmente importante y avanzar con propósito renovado.

Comencé a mirar las estrellas y vi claramente que Latinos Creativos está en camino al estrellato. Sin embargo, también entendí que atravesaremos algunos retos y baches en el camino. Tendremos que enfrentar mucho trabajo, pero con el tiempo el trayecto se irá despejando. Eventualmente, lograremos superar cada obstáculo, y ese camino limpio y claro nos llevará directo a las estrellas. Estamos muy cerca de llegar a ese destino, pero sabemos que este viaje requiere esfuerzo y dedicación.

En medio del trance, me vi en la iglesia, en el templo donde usualmente oro. Estaba arrodillado, y de repente sentí que algo descendía hacia mí. Una voz me habló y me dijo: "Jesús, el Creador no está en la iglesia. El Creador no está en un lugar físico. El Creador no está en lo que ves, sino que vive dentro de ti. Tu cuerpo es el templo del Creador. Cuídalo, porque tú eres parte de Él." Esa revelación me llenó de claridad. Comprendí que las limitaciones que me pongo son mías, porque el Creador ya me ha dado todo lo que necesito para ser exitoso física, emocional, financiera y espiritualmente.

Esa experiencia me transformó profundamente. Sentí la presencia de Dios dentro de mí y entendí que todo depende de cómo elijo cuidar ese templo que es mi cuerpo. También pedí consejo sobre muchas cosas en mi vida, y las respuestas me guiaron con una claridad impresionante: "Con esta persona, sí. Con esta, no." A todos mis amigos y enemigos, sentí que debía amarlos y agradecerles por el papel que han jugado en mi vida.

Mi esposa estuvo presente en todo momento durante la experiencia, tanto en las visiones como en mi corazón. Al despertar, volví a verla con nuevos ojos, como si fuera la primera vez, pero multiplicado por mil. Me di cuenta de que todo en ella, incluso aquello que a veces no me gustaba, era una muestra de amor y sacrificio. Ella entregó su vida para dar vida a nuestros hijos, que son nuestro mayor tesoro. Esa comprensión me hizo enamorarme de ella nuevamente, con una intensidad renovada.

Esta experiencia también me llevó a una transformación física. Entendí que, si quiero ser la mejor versión de mí mismo para mi familia y para mi comunidad, debo cuidar mi cuerpo. Mi salud es fundamental, porque no puedo cuidar a otros si no me cuido primero. Esto no es solo un acto de amor propio, sino también de responsabilidad hacia quienes dependen de mí. Desde entonces, he bajado más de 40 libras, he trabajado en mi fortaleza mental y he expandido mi visión del futuro.

Al final del proceso, apareció un sapo en mi visión y me dijo: "No hagas más medicinas. Quédate con esta experiencia, porque ya obtuviste lo que necesitabas." Esa confirmación me llenó de gratitud, ya que sentí que había recibido mucho más de lo que esperaba, quizás mil veces más. Mi vida se ha alargado, no solo en años, sino en calidad. He visto con claridad el futuro de mi familia, de Latinos Creativos, y de mi comunidad.

En un momento de profunda reflexión, comprendí que el concepto de independencia ha sido mal entendido en nuestra cultura. No significa ir solos, sino colaborar y crecer juntos. Como latinos, hemos recibido grandes bendiciones: las mejores tierras, playas, montañas y recursos naturales. Sin embargo, aún no hemos comprendido que nuestra verdadera fortaleza radica en la unidad.

Mi misión es ayudar a cambiar esa percepción. La independencia no es aislamiento, es amor, colaboración y crecimiento colectivo. Somos un pueblo lleno de potencial, y mi deseo es que juntos podamos construir una cultura basada en la ayuda mutua, el respeto y el amor, dejando un legado de unión y esperanza para las generaciones futuras.

Para mí, la experiencia de la Ayahuasca fue crucial para comprender mi propósito en este mundo: dejar un lugar mejor del que encontré. Este viaje me otorgó regalos invaluables, tanto emocionales como espirituales. Fue un proceso de reconexión con mi vida, con mi pasado, con las personas que amo, e incluso con quienes nunca llegué a conocer en esta vida, pero que forman parte de mi linaje y esencia.

Durante esas seis o siete horas en trance, pude revivir momentos de mi infancia que creía olvidados. Recordé con claridad los juegos que jugaba de niño, las aventuras que compartía con Armando cuando recogíamos tierra para vender, y los pequeños pero significativos momentos que marcaron mi vida. Volví a sentir esa conexión con mi esposa, como cuando éramos novios, y pude revivir esos días llenos de emoción al ir a verla. Fue como si el tiempo no existiera y tuviera la oportunidad de apreciar nuevamente todo lo que hemos construido juntos.

Lo más sorprendente fue la posibilidad de hablar con mis seres queridos que ya han partido. Literalmente, volví a vivir toda mi vida, pero esta vez con una claridad y profundidad que nunca había experimentado. Recorrí mis recuerdos con tal detalle que me sentí como si estuviera viendo una película, pero no como un espectador, sino como el protagonista.

En un momento de la experiencia, me vi regresando en el tiempo, más allá de lo que mi memoria consciente podría alcanzar. Llegué a encontrarme con mi bisabuelo, un hombre al que nunca conocí, pero con quien me senté a platicar como si estuviéramos frente a frente, afuera de su casa, sobre una piedra. Esa conversación, aunque parezca increíble, fue una de las más significativas de mi vida. Me hizo reflexionar sobre el sacrificio, las luchas y las vidas que tuvieron que existir para que yo pudiera estar aquí hoy.

La profundidad de todo lo que viví me dejó asombrado. Fue como si todas las piezas de mi vida, desde mi infancia hasta el presente, encajaran en un rompecabezas que nunca había entendido del todo. Esta experiencia no solo me transformó, sino que también me dio una nueva perspectiva sobre el valor de la vida, de mi familia y de mi propósito.

Hoy, miro hacia adelante con un renovado compromiso de honrar a quienes vinieron antes que yo y de trabajar para construir un futuro mejor para los que vendrán. Esta experiencia fue indispensable para mi cambio, y me siento profundamente agradecido por cada lección, cada visión y cada momento de conexión que me permitió vivir.

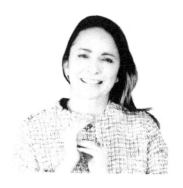

# CAPÍTULO 15
## SOLTAR PARA FLUIR: DESCUBRIENDO LOS RÍOS SECRETOS DE MI SER

*Por Dunia Morales*

La primera vez que escuché sobre la Ayahuasca fue gracias a una amiga y compañera coach, quien me describió esta experiencia como una oportunidad transformadora para conectar con mi espíritu y escucharme a un nivel más profundo. Me explicó que la Ayahuasca no se trata de lo que ocurre externamente, sino de abrirnos a explorar lo más profundo de nuestro ser, descubriendo las oportunidades y respuestas que ya están dentro de nosotros.

Al principio, no entendía completamente de qué se trataba, pero las conversaciones con amigos, especialmente con Carlos Barrios, me ayudaron a tener claridad. Carlos me compartió su experiencia, relatando cómo esta planta le permitió confrontarse a sí mismo, descubrir verdades que habían permanecido ocultas y encontrar respuestas a preguntas que llevaba cargando durante años. Sus palabras no solo me inspiraron, sino que también despertaron en mí la curiosidad de explorar esta herramienta como una vía para alcanzar un entendimiento más profundo de mi ser y de mi camino.

Lo que más me impactó fue la emoción con la que narraba su experiencia, cómo se conectaba profundamente con sus sentimientos al describir su viaje. Podía ver en sus ojos y en sus palabras que algo significativo había cambiado en su vida. Fue en ese momento cuando pensé: "Esto es algo que necesito vivir". Aunque sentía un poco de miedo, una voz interna me decía que debía hacerlo por mí y por mi familia. Esa convicción me dio la fuerza para decidir: "Sí, voy a hacerlo".

# Preparación: Un Compromiso Físico, Mental y Espiritual

La preparación fue un aspecto esencial para vivir la experiencia con plenitud y respeto. Durante las dos semanas previas al retiro, realicé cambios significativos en mi alimentación: eliminé la carne, los azúcares y otros alimentos pesados, y me centré en frutas, verduras y mucha agua. Aunque siempre he tratado de cuidar mi cuerpo, esta vez no lo vi solo como un ajuste físico, sino como un acto de compromiso personal y espiritual. Sabía que estaba preparando mi cuerpo para ser un canal limpio y receptivo a los mensajes y enseñanzas que la Ayahuasca pudiera brindarme.

El proceso de preparación no se limitó a lo físico. Trabajé intensamente en mi mente y mi espíritu. Pasé tiempo estudiando, reflexionando y abriéndome a las posibilidades que esta experiencia podía ofrecerme. Entendí que sería un viaje profundo, un proceso de soltar cargas emocionales, descubrir partes de mí misma que quizá había ignorado y comprender aspectos más amplios de mi vida.

Sentí una mezcla de emoción y expectativa al pensar en el cambio que estaba por venir. Sabía que esta experiencia no sería sencilla, pero también sabía que cada paso que daba me acercaba más a una versión más auténtica y conectada de mí misma. Esta preparación no solo fue un requisito previo al retiro, sino una parte fundamental de mi transformación, una oportunidad para empezar a soltar antes de siquiera haber iniciado el viaje con la Ayahuasca.

## DESCUBRIENDO LOS RÍOS SECRETOS DE MI SER: LA LLEGADA AL RETIRO

Cuando finalmente llegó el día, mi corazón estaba lleno de una mezcla de nervios, emoción y esperanza. Al llegar al lugar del retiro, lo primero que me impactó fue la profunda conexión con la naturaleza. Estábamos rodeados de montañas majestuosas, respirando aire puro y lejos de las distracciones del día a día como el internet o los ruidos de la ciudad. En ese espacio sagrado, solo estábamos nosotros, en cuerpo, mente y espíritu, listos para mirar hacia dentro.

Una de las cosas más hermosas fue la energía de las personas que asistieron. Cada uno había llegado con una intención clara y con la disposición de entregarse al proceso. No había rostros tensos ni miradas de duda, solo sonrisas cálidas, abrazos sinceros y palabras de aliento. Me sentí en una burbuja de paz, rodeada de almas que, al igual que yo, estaban ahí para sanar, aprender y conectar. Ese ambiente generó en mí una sensación de seguridad y tranquilidad que nunca había experimentado.

La guía de Luz Aurora, nuestra guía espiritual, fue crucial. Su presencia irradiaba calma y sabiduría, y nos ayudó a sentirnos como una familia. Nos recordó que, aunque veníamos de diferentes caminos, compartíamos un propósito común: soltar, sanar y crecer. Con su orientación, comencé a prepararme para el viaje interior que estaba a punto de emprender.

## El Viaje Interior: Quitándome las Máscaras

La primera noche marcó el inicio de un proceso profundamente transformador. En una ceremonia simbólica, nos enfrentamos al ejercicio de quitarnos las máscaras. Este acto representaba dejar atrás las capas que construimos para protegernos, pero que también nos alejan de nuestra esencia. Fue un recordatorio de como a veces nos escondemos detrás de apariencias de fortaleza o perfección, sin reconocer la profundidad de nuestra vulnerabilidad.

Esa noche descubrí algo que llevaba dentro desde hace mucho tiempo: la máscara de la "fuerza". Como hermana mayor, siempre sentí la responsabilidad de ser el pilar de mi familia, de proveer, proteger y mantenerme fuerte sin importar las circunstancias. Sin embargo, durante la ceremonia, entendí que esa máscara, aunque me había servido en el pasado, ya no era necesaria.

La Ayahuasca me mostró que ser vulnerable no es un signo de debilidad, sino una puerta hacia la verdadera conexión conmigo misma. Aprendí que permitirme sentir, soltar y mostrar mi lado más humano no solo es un acto de amor propio, sino también una manera de fortalecer mis relaciones con los demás.

Esa primera noche no solo fue mágica, sino también liberadora. Sentí que había soltado un peso que había cargado por años. Al dejar atrás esa parte de mí que ya no me funcionaba, comencé a reconectar con los hilos más auténticos de mi ser.

La experiencia con la Ayahuasca me mostró que cada uno de nosotros está formado por una red de emociones, recuerdos, creencias y sueños. Estos hilos, a veces enredados, a veces rotos, son los que forman nuestra esencia. El viaje interior no se trata de crear algo nuevo, sino de reconectar con lo que siempre estuvo allí, esperando ser visto y sanado.

En este retiro, aprendí que, al soltar las máscaras, al liberar el peso de lo que ya no necesitamos, podemos ver con claridad esos hilos y comenzar a tejer una versión más auténtica y consciente de nosotros mismos. Fue el inicio de un camino de aceptación, paz y transformación que no cambiaría por nada.

Ahora sé que conectar con mi ser no es un destino, sino un viaje continuo, y estoy agradecida por haber dado este primer paso hacia una mayor plenitud.

## TEMPRANO POR LA MAÑANA: ENFOCÁNDOME EN EL MOMENTO PRESENTE

Al día siguiente, hicimos un ejercicio que consistía en recibir marcas de Kambó en el brazo para calmar la mente y enfocarnos en el presente. Fue una experiencia única. Sentí cómo mi mente se tranquilizaba, mi respiración se volvía el centro de mi atención y todo mi cuerpo se alineaba con ese momento.

Por primera vez en mucho tiempo, dejé de pensar en el pasado o preocuparme por el futuro. Estaba ahí, completamente conectada conmigo misma, disfrutando de cada segundo. Fue una experiencia breve pero poderosa, y marcó el inicio de una mayor introspección.

## La Ayahuasca: Música, Imágenes y Sanación

En esa noche llegó el momento de la Ayahuasca. Nos prepararon con cuidado, y cuando recibí la primera toma, decidí hacerlo con amor y con una intención clara: liberar y conectar conmigo misma. La música fue el acompañante de mi viaje. Sentía que los tambores resonaban dentro de mi cuerpo, como si estuvieran ayudándome a renacer.

Con la segunda toma, las imágenes comenzaron a surgir. Vi a mi sobrino, que tiene autismo, y reflexioné sobre lo mucho que nos enseña como familia. Su presencia en mis visiones me llevó a pensar en la importancia de aceptar y amar a los niños con necesidades especiales. Sentí que me estaba dando un mensaje, aunque aún no lo comprendo del todo.

También escuché canciones que decían "suéltalo, suéltalo", y en ese momento entendí que debía liberar todo lo que ya no me servía: miedos, preocupaciones y cargas emocionales. Lloré, pero también sentí una paz inmensa.

Cuando llegó el momento de la tercera toma, escuché a mi cuerpo y decidí no tomarla. Sentí que ya había recibido lo que necesitaba. Me quedé tranquila, agradeciendo por todo lo que había vivido esa noche.

## Una Comunidad de Amor y Transformación

Lo más especial de esta experiencia fue la conexión con los demás. No había críticas ni juicios, solo abrazos, palabras de aliento y un profundo respeto por las experiencias individuales de cada persona. Fue hermoso compartir este viaje con personas que estaban en el mismo camino de sanación y autodescubrimiento.

La Ayahuasca me ayudó a conectar conmigo misma de una manera que nunca había experimentado. Me permitió soltar máscaras, abrazar mi vulnerabilidad y sentir una paz que aún llevo conmigo. Este viaje fue el comienzo de un proceso continuo de crecimiento y transformación, y estoy profundamente agradecida por haber tenido la oportunidad de vivirlo.

A ti, querido lector, te animo a que te abras a nuevas experiencias que te permitan conocerte más profundamente. Lo que sea que elijas hacer por ti, es muy poderoso. La sanación y el crecimiento son caminos personales, y cada paso que tomes en tu viaje será un regalo invaluable para ti y para quienes te rodean.

Después de muchas horas de estar inmersa en el proceso, llegó el momento de otra experiencia, esta vez con el bufo. Me preparé nuevamente para recibir y soltar, algo que sentí muy necesario, porque muchas veces en mi vida me he puesto la máscara de valiente, cargando más de lo que debía. Al conectar con esta experiencia, me centré profundamente en mi respiración, en el acto de agradecer lo que estaba recibiendo. Estaba acostada, soltando cargas emocionales que ni siquiera sabía que aún llevaba conmigo.

No sé cuánto tiempo pasé en ese estado, pero recuerdo que abracé ese momento con todo mi amor. Sentí una profunda gratitud, dejando ir aquello que ya no me servía. Al levantarme, me embargó una emoción indescriptible. Esa conexión me dejó con una sensación de ligereza, de paz, como si algo en mi interior hubiera cambiado para siempre.

Cuando regresé a casa, lo sentí. Algo era diferente. Empecé a hablar con mi esposo de manera distinta, desde un lugar más auténtico y consciente. Me permití soltar viejas heridas, incluyendo injusticias de mi infancia que habían marcado mi vida. Me di la oportunidad de reconectar con mi esposo, con mis hijos y, sobre todo, conmigo misma. Noté que ya no me sentía obligada a cargar con todo; he empezado a poner límites saludables para mí, a reconocer mis emociones y a expresarlas sin miedo.

Con mi esposo, las conversaciones tomaron un nuevo matiz. No más discusiones, ni reproches, sino pláticas desde el corazón, recordando la persona de la que me enamoré, esas cosas lindas que nos unieron desde un principio. Ha sido como volver a descubrirnos, como si esa conexión se hubiera fortalecido y renovado.

Unos días después de esta experiencia, me llegó una emoción inesperada, la certeza de que quería repetirlo. Aunque en un inicio pensé que no lo haría de nuevo, algo cambió dentro de mí. Sin saber cómo, mi convicción se transformó. Ahora tenía una decisión clara, genuina, llena de amor y entusiasmo: regresar a vivir esa experiencia.

Es curioso cómo los regalos de la vida llegan de formas inesperadas. Muchas veces, entramos en procesos como este con ciertas expectativas, pensando que recibiremos respuestas inmediatas o cambios drásticos durante la ceremonia. Pero los verdaderos regalos llegan también con el tiempo, en las pequeñas transformaciones que surgen después.

Al principio, había dudas, quizá miedo. Pero con el paso de los días, esa experiencia inicial se transformó en una visión más clara, más espiritual. Ya no lo veo solo con los ojos físicos, sino con una conexión más profunda. Ahora entiendo que estos procesos nos ofrecen un entendimiento más allá de lo visible.

Conectando con los Ríos profundos de Mi Ser: Un Final que Es Solo el Comienzo

Hoy, mientras escribo estas palabras, siento una convicción tan genuina y profunda que me llena de alegría y paz. Es como si las aguas de mis emociones circularan en su cauce, con serenidad y paz interior. Ahora siento los hilos de las emociones de mi ser más conectados, más alineados, y puedo percibir una claridad que antes no tenía. No puedo evitar sonreír al darme cuenta de cuánto he crecido, de cuánto he soltado, y de todo lo que he ganado en pocos días durante este proceso.

Sé que, al regresar a la vida cotidiana, algo maravilloso me espera. Esa certeza no proviene de lo externo, sino de un lugar interno que he aprendido a escuchar, a valorar y a respetar. Esta decisión de volver a sumergirme en mi propio ser y en este camino de transformación no es solo un regalo, es un recordatorio poderoso de que la sanación y el autodescubrimiento son un viaje continuo, una danza constante entre lo que somos y lo que podemos llegar a ser.

Esta experiencia me mostró que cada uno de nosotros está compuesto por hilos invisibles que forman nuestra esencia. Algunos de estos hilos nos conectan con nuestra historia, nuestras emociones y nuestras relaciones. Otros nos vinculan con nuestras aspiraciones, sueños y propósitos. En ocasiones, estos hilos se enredan, se tensan o incluso se rompen, dejando partes de nosotros desconectadas y heridas.

El viaje de transformación no se trata de rechazar esos hilos dañados, sino de observarlos con compasión, desenredarlos con paciencia y volver a tejerlos para integrarlos en nuestra historia. Cada hilo que reconecté durante este proceso me recordó que soy mucho más que las experiencias difíciles que he vivido; soy una red compleja y hermosa de aprendizajes, resiliencia y amor.

Conectar con los hilos de mi ser has sido mucho más que un acto de sanación; es como un regreso a casa. Es aprender a habitarme de nuevo, a encontrar belleza incluso en las partes que alguna vez quise ocultar, y a reconocer mi vulnerabilidad como una gran fortaleza.

## Un Viaje Continuo Lleno de Posibilidades

Mientras me preparo para lo que viene, estoy llena de gratitud por todo lo que este camino ya me ha dado y por los regalos que sé que aún están por llegar. No tengo todas las respuestas, pero ya no siento la necesidad de tenerlas. He aprendido a confiar en el proceso, en la sabiduría del universo, y en mi capacidad de escuchar los mensajes que la vida me envía.

Estoy lista para regresar, para continuar creando, para seguir soltando lo que ya no me sirve y para abrazar todo lo que me espera. Este viaje no tiene un final, porque siempre habrá nuevos hilos que descubrir, nuevas conexiones que formar de los ríos de mi interior, y nuevos sueños que tejer.

Hoy sé, con certeza, que los mejores regalos de la vida están en la conexión con uno mismo, en la sanación profunda y en el amor incondicional hacia nuestro ser. Y mientras me conecto más profundamente, me doy cuenta de que este no es solo el final de un capítulo, sino el comienzo de una historia llena de propósito, luz y plenitud. Gracias, vida, por esta experiencia. Estoy lista para todo lo que está por venir.